阴阳九针

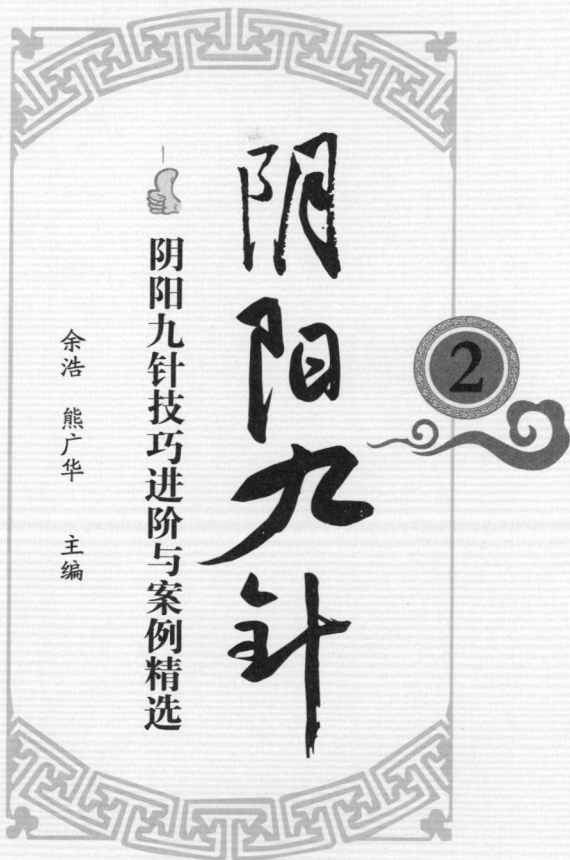

——阴阳九针技巧进阶与案例精选

2

余浩 熊广华 主编

中国中医药出版社
·北京·

图书在版编目（CIP）数据

阴阳九针：阴阳九针技巧进阶与案例精选 . 2 / 余浩，熊广华主编 . —北京：中国中医药出版社，2018.11（2018.12重印）

ISBN 978 - 7 - 5132 - 4945 - 4

Ⅰ . ①阴… Ⅱ . ①余… ②熊… Ⅲ . ①针灸疗法 Ⅳ . ① R245

中国版本图书馆 CIP 数据核字（2018）第 090359 号

中国中医药出版社出版

北京市朝阳区北三环东路 28 号易亨大厦 16 层
邮政编码 100013
传真 010-64405750
赵县文教彩印厂印刷
各地新华书店经销

开本 787×1092 1/16 印张 10.75 字数 207 千字
2018 年 11 月第 1 版 2018 年 12 月第 2 次印刷
书号 ISBN 978 - 7 - 5132 - 4945 - 4

定价 89.00 元
网址 www.cptcm.com

社 长 热 线 010-64405720
购 书 热 线 010-89535836
维 权 打 假 010-64405753

微信服务号 zgzyycbs
微商城网址 https://kdt.im/LIdUGr
官 方 微 博 http://e.weibo.com/cptcm
天猫旗舰店网址 https://zgzyycbs.tmall.com

如有印装质量问题请与本社出版部联系（010-64405510）

前言

阴阳九针，从一开始，就秉持公益传播。"阴阳九针"之创始人余浩老师毫无保留地在"任之堂"公众号里传播针法，并亲自教导80余名学员；学员们也毫无保留地在"阴阳九针"公众号里交流、分享实践的医案，传播给身边更多的有缘人，没有利益心，只有一颗以此简便廉效之法助更多病友离苦得乐的初发心。问渠哪得清如许，为有源头活水来。此针法从本初起，就已经注入了让施术者和受针者都同时得健康受益的鲜活力量。

自2016年9月10日"阴阳九针"公众号创办以来，所交流的医案浩如烟海，截至2017年5月31日，所发布的文章受益阅读次数高达174万，足见影响之大，受益之广。为更方便读者学习与取阅，以及注入新知，经由余浩老师主导、熊广华医师统筹，汇聚阴阳九针日报编辑部之全力，对日报中诸多精彩案例精挑细选，重新归纳与整理，附录精彩点评，条分缕析，精选配图。并据病症分门别类，使之更成系统，学习借鉴更具意义，从而为大家献上一本临床实用价值较高的阴阳九针精选案例集。

本书分上下两篇，上篇为针法，精解常用组合针法十七种，适合提高者掌握及开拓思维。下篇为医案，收录、整理、融汇了"阴阳九针"公众号和余浩老师珍藏的各种优秀案例之精粹，主要分为疼痛类病症、呼吸系统病症、心脑血管病症、消化系统病症、泌尿系统病症、妇科病症、皮肤病症及杂病共八大类，内容涵盖了大部分临床常见病种的阴阳九针治疗思路。

本书中有部分案例无完整的舌象、脉象或辨证过程，旨在真实呈现施针案例的治疗全过程，也在一定程度上表明，阴阳九针可据病症而施针，这一点对初学者而言，是一个方便法门，也是阴阳九针至简至妙之所在。当然，对于提高者而言，我们更提倡辨证施针，尤其是针脉结合思想，以求用针更精简、安全、有效。总之，本书可供各类中医、中西医结合从业人员，以及广大中医爱好者学习与参究。

感恩余浩老师，感恩中国中医药出版社，感恩各位热心的医案分享者和评审编辑们。因能力有限，难免会有不周之处，敬请各位读者谅解。谨愿大家都能善用此书，并超越此书，把帮助世人离苦得乐的初心，发挥得淋漓尽致。也祝愿全天下所有的朋友，能健康、快乐、吉祥！

阴阳九针日报编辑部

2018年3月31日

目录

阴阳九针实操：案例精选

阴阳九针针法补充

1. 飞龙在天针法

大拇指之完整飞龙称为"飞龙在天"，简称"正飞龙"；一段飞龙称为"小飞龙在天"，简称"小飞龙"；反向飞龙，称为"倒飞龙在天"，简称"倒飞龙"；其他四指部位的类似飞龙在天针法统统都称为"类飞龙在天"，简称"类飞龙"。

2. 导龙入海针法

大拇指之反向导龙称为"倒导龙入海"，简称"倒导龙"；其他四指部位的类似导龙入海针法统统都称为"类导龙入海"，简称"类导龙"；手背上的几针类似导龙针法，称为叉1、叉2、叉3。

3. 海上明月针法

大拇指之明月称为"海上明月针法"，简称"正明月"，变针大陵称为"大陵海上明月"，简称"大明月"，其他四指掌侧根部进针的类似海上明月针法统统都称为"类海上明月"，简称"类明月"。

4. 通天彻地针法

简称"正通天"，其变针大叉定名为"大叉通天彻地"，简称"大通天"。

5. 新合谷

以后都称为"天门"。

6. 食中指叉、中指无名指叉、无名指小指叉

分别称为叉1、叉2、叉3。

7. 左脉，右脉，逆左脉，逆右脉

左脉指左手掌骨中间层，从第二掌骨下到第五掌骨下。此针法可从上而下疏通人体整个左侧部。逆左脉为此针法的反方向，多从第五掌骨中间针刺至第四掌骨中间，以疏通下焦，与海上明月针法功用类似。右脉与逆右脉针法同理。

8. 孔雀开屏

此针为治疗痘疹的经验针法。在大拇指上对应处短针浅刺，针尖朝下，以起降气引火下行之效。由上焦浮热引起的颜面病症均可考虑应用此针法。

阴阳九针进阶：

组合针法十七种

阴阳九针在应用过程中，大家会慢慢发现，所有针法治病，并不是为了治病而治病，而是顺应人体气血的循环而为，与其说是治病，不如说是治人，体现在以下三方面：

　　第一，阴阳九针很少会在患处进针，不是针对病灶下手。

　　第二，阴阳九针，每一针都是在调气血，调经脉，没有直接调病的。

　　第三，疾病千千万万种，九针就这九种针法，最初的设计，就没有考虑针对哪一个病运用哪一个针法，只能说哪一类病，适用哪种针法。

　　这样的治病思路，不就是无为而治？

　　《道德经》云：治国爱民，能无为乎？

　　我们中医，治病调神，能无为乎？

　　阴阳九针遵循的法则，更接近于道家的思想，能否将《道德经》的智慧，用针法阐释出来？

　　用药的核心是调理升降；用针的核心也是调理升降；按摩导引的目的，还是调理升降。阴阳九针的核心思想也是调理人体气机的升降出入。通过针刺，恢复人体逆乱的气机，让升降出入恢复到正常的状态，看似不治病，其实是站在更高的层面，调理人体疾病。

　　阴阳九针的九种针法，可以相互组合，这样组合起来的针法，效果远远胜过单一针法，而且组合针法中自有升降，循环无端，多数没有气机升降偏性，应用安全，对辨证要求不高，只要是在一类适应证范围内，都可以直接应用，即使是初学者，只要会扎基础的阴阳九针九种针法，按照组合针法操作要求去做，都能解决很多问题，尤其适合普及。经常关注阴阳九针日报的朋友，只要看过本章内容都会发现，原来非常多的案例，都是这些组合针法的直接或再组合应用，都获得了不错的疗效。

　　下面我们就分别介绍常用的十七种组合针法。

小周天

小周天

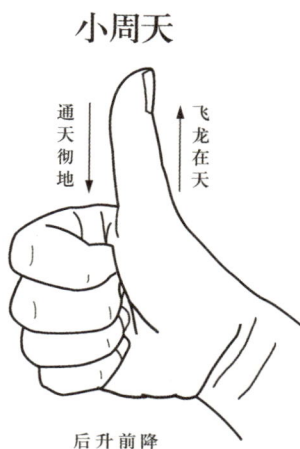

通天彻地

飞龙在天

后升前降

针 方

飞龙在天＋通天彻地。

方 解

　　小周天针法将人体的阳脉之海和人体的阴脉之海（十二经脉之海），疏通连接起来，构成体内任督大循环，顺人体气机督升任降、后升前降之势。

适应证

　　小周天针法是具有普适性的基础组合针法，是阴阳九针起手式，几乎所有治疗针方组合都少不了这两针，亦可作为阴阳九针保健组合针。此方既可单独应用，又可结合全息对应部位使用，是通用的组合针法，如：小周天＋膝关节对应点。此小周天方建立任督循环，调动阳脉之海、阴脉之海能量，以全息对应点为靶点将能量调入全息对应处，通过病位与全息位同气相求的感应通道，将神、将气血引至病所，发挥强大的治疗作用。

　　当然，此组合针法最基本的适应证，即飞龙在天、通天彻地各自所能主治之疾，如腰背颈部疼痛、头面五官科疾病，头昏、咽痛、咳嗽、胸闷、胃胀胃痛、反酸、呃逆、腹胀腹痛等均可应用。

变 式

飞龙在天 + 大叉通天彻地。

操作说明

可一边咳嗽一边进针，能缓和紧张情绪，减轻痛感。在应用此组合针法时，若效果不明显，可以考虑开门加强推动之力；也可以考虑以中治中加强中间枢纽；还可以考虑加海上明月以疏通去路。对局部气机郁滞明显者，也可应用局部加强针法，如背痛可在一针飞龙在天基础上再协同加强两针类飞龙。

注意事项

大拇指背静脉显著者，取针后易皮下出血而形成瘀肿，不宜按揉。取针后 4 小时内不宜沾冷水。

典型案例

学员案（男，36 岁，感冒流鼻涕伴气短神疲案）

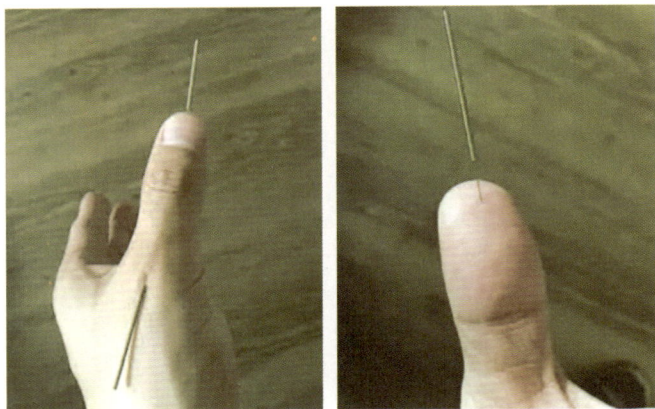

患者，男，36 岁。

主诉：感冒流涕，身痛神疲乏力，气短 1 日。

辨证：外感表闭，气机郁滞。

施针：飞龙在天 + 通天彻地。

疗效：留针 50 分钟，针后涕止，精神恢复，次日痊愈。

（北京群，唐志刚。王韬编辑，2016 年 12 月 18 日）

点 评

这是小周天针法的典型应用。感冒流涕是常见病，通常病程三到七天，小周天谨守一气周流，气机畅通，诸症消！

左春风右秋风

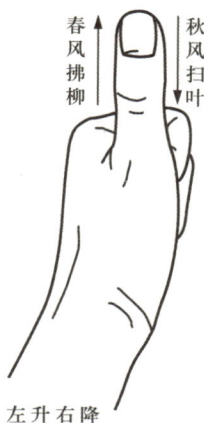

左春风右秋风

春风拂柳

秋风扫叶

左升右降

针 方

左春风拂柳＋右秋风扫叶。

方 解

　　肝气升于左，肺气降于右。此组合针法顺人体气机左升右降之势，以疏通人体侧面气机，促进人体侧面气机循环。

适应证

　　肝气郁结，两胁闷胀，情志不遂；气机左升右降之势紊乱病症，如胆火上犯扰心造成的心烦失眠、胆汁反流、目疾、耳鸣、口苦，经常偏头疼（左右不固定），乳腺增生等。

特征性脉象

　　左关郁，左寸略不足，右寸郁大或上越。

变　式

右春风拂柳 + 左秋风扫叶。

操作说明

重点在中焦，针行路线可在指间关节上下，过节即可。

注意事项

变式的应用，要有脉象支持：左寸上越，右关尺下陷。舌象参考：舌边尖瘀点、瘀斑，舌质暗伴齿痕。

典型案例

学员案（女，40 岁，头痛伴心情郁闷 1 月余案）

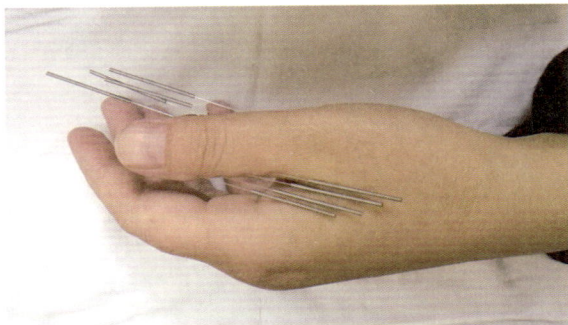

患者，女，40 岁。

主诉：头痛，以左眼痛为著，伴心情郁闷 1 月余。

脉象：左关郁。

辨证：肝气郁滞。

施针：春风拂柳 + 秋风扫叶 + 亢龙有悔偏向左眼对应点。

疗效：留针 30 分钟，头目清醒，疼痛减，心情也好一些。

（中原群，张军献。李根生编辑，2016年10月30日）

点　评

左春风右秋风组合以顺左升右降之势，梳理肝胆气机、肝肺气机，多针并列接龙加强作用，亢龙左偏如点睛之笔，针尖指向引气至病所。

飞龙扫叶

图示

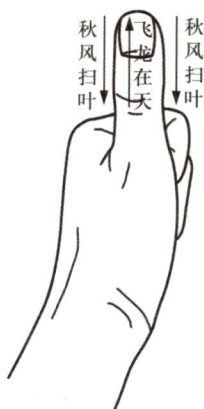

飞龙扫叶

针方

飞龙在天＋秋风扫叶。

方解

督脉清阳升发不利，而虚亢的肝阳上冲头顶，使清阳无法上升，此类症状可形象称为鸠占鹊巢之病。选针秋风扫叶，如同一缕金气，一股秋风，平息肝阳。但肝气上亢之人，大脑多处于虚亢状态，单纯向下收不行，配合飞龙在天，促进降已而升，为大脑提供精微物质，这样大脑就安宁了。

特征性脉象

脉弦硬，左关上越，左寸沉取偏不足。

适应证

肝阳上亢头痛，后枕连及双侧颈部胀闷疼痛，头昏，耳鸣，心悸，心慌，口苦，失眠，牙痛等。

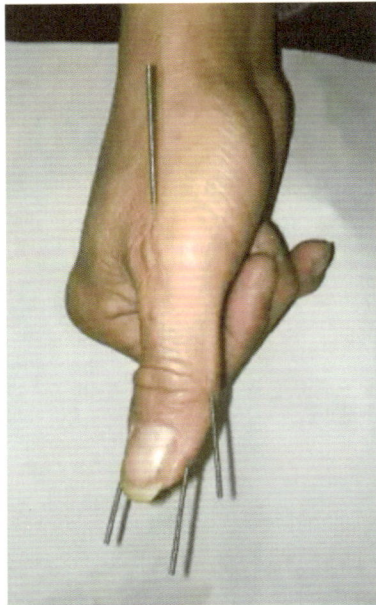

操作说明

扎针时先扎秋风扫叶，升降占位的肝阳，再扎飞龙在天促清阳归位。

注意事项

肝阳上亢病证有很多表现，如头痛头晕，心悸心慌，耳鸣口苦，失眠牙痛等，施针秋风扫叶针法有奇效，但有时施针后症状不减，甚至反加重，可能为辨证不准，可以立即补上一针飞龙在天，使阴阳针法形成循环，升降相随，即可解除各种不适而趋于稳定！针对此类患者治疗时，保持环境安静，让患者平心静气接受治疗为宜。

典型案例

余师案（男，62 岁，双侧耳胀满感 1 周案）

患者，男，62 岁。

主诉：双侧耳胀满 7 天，左耳甚。

脉象：左脉上越，双尺不足。

辨证：阴亏阳亢。

施针：飞龙在天 + 秋风扫叶。

疗效：留针时间不详，下针后拍左耳，拍后胀感消失，出针前右耳尚余胀感，快进慢出提插刺激后，右耳症状也消失。

（赵静编辑，2016年11月02日）

点 评

这是飞龙扫叶组合针法的典型运用。老年男性耳胀满，考虑阴亏于下、阴不涵阳，肝阳亢于上，气循经上扰所致。予秋风扫叶平肝阳、降逆气，此降其势也。气得以顺后，再加飞龙在天以使阴随阳升，如此升降循环、气机周流，病症自除。余师阴阳九针之核心——"阴阳"两字，值得我们细细体悟。用针者，不离阴阳也，阴阳者，天地之道也。

春风彻地

春风彻地

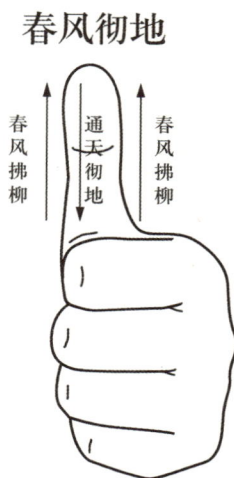

春风拂柳　通天彻地　春风拂柳

针　方

春风拂柳 + 通天彻地。

方　解

主针春风拂柳制造一缕生发之气，来疏理郁积的肝气，促进肝气的条达。针后如果感觉不对，患者不停打嗝，或头胀，可补上针通人和，或通天彻地，将气导下来，从而用针建立一个循环。

特征性脉象

关郁，或兼右脉上越。

适应证

胆结石、脂肪肝、肝囊肿等肝胆系统疾病、情绪抑郁，多伴有胁痛、咽喉部异物感。

变　式

春风拂柳 + 针通人和。

操作说明

因适应证病位多在中焦，三针均可采用 1 寸短针，针过拇指指间关节即可。

注意事项

此组合针法可使气机循环，升极而降，升有通路，降有去路，以升促降，以降带升，升降循环，恢复常态。春风拂柳舒发肝气从两胁肋部上升，疏通所过之处，使郁滞肝气得以畅达，顺应了肝木生发条达的特性！肝木生发正常，肝之所主皆恢复正常！若左关郁滞，左寸不足，可单用春风拂柳，加强升达之力，对于肝郁气滞、胸闷不舒、胁肋胀满、视物昏花、偏头疼等皆有作用。通天彻地可治冲任降机不利的疾病，如咽喉不适（慢性咽炎，咽喉异物感），胃脘胀满，咳嗽气喘，腹痛腹胀等。总之，两者组合升降相因，发挥 1 加 1 大于 2 的效果！

典型案例

学员案（女，50 岁，胸胁胀满不适反复发作 7 年余案）

患者，女，50 岁。

主诉：胸胁胀满不适反复发作 7 年余。

病史：胸片、心电图、上腹部 B 超均提示无异常。

辨证：肝气郁滞。

施针：春风拂柳＋通天彻地＋大叉通天彻地＋内关。

疗效：留针 30 分钟，症状缓解四成，共治疗 4 次，好转 80% 以上。

（福建群，仁真。陈英编辑，2016年11月12日）

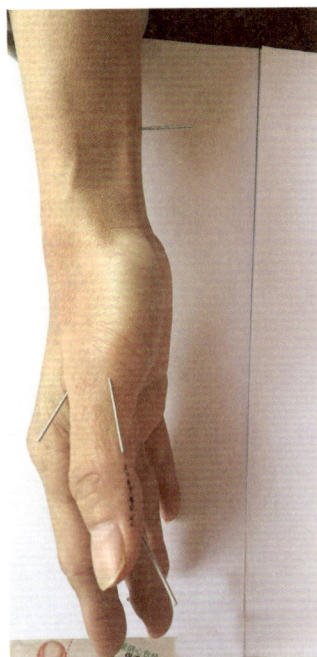

点评

本案实为春风彻地组合针法的加强版应用，大叉通天彻地和内关穴的应用都可看作是通天彻地针的变针。

组合针法五
● 背周天 ●

图 示

背周天

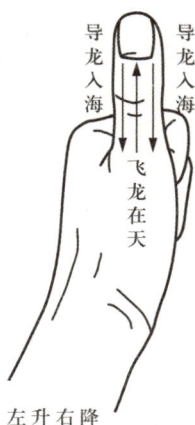

针 方

飞龙在天 + 导龙入海。

方 解

《黄帝内经》云：诸痉项强，皆属于湿。导龙入海针法借膀胱经导水湿下行。飞龙在天针法引督脉之阳气上升，气化颈部的水湿。一利水湿，一气化水湿，两者结合，自然针到病除。

适应证

凡出现项僵，伴随背部和腰部不适，均可以运用此三针。或者但凡湿邪为患之病，均可考虑加用此组合针法。各种关节腔积液和水肿都可以用此组合针法调节体液的代谢失常。

上篇　阴阳九针进阶：组合针法十七种 —— 背周天

13

倒飞龙在天 + 倒导龙入海。

（1）图示：

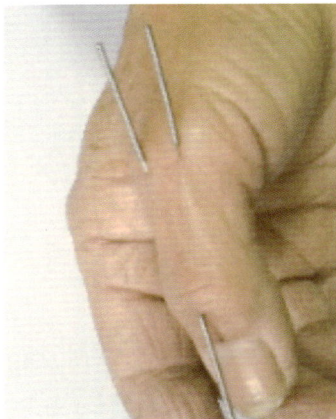

（2）方解：一借膀胱经升散腰骶部水湿。二引督脉之阳气下降，气化腰骶部水湿。很多患者腰部湿邪重，湿阻气机，清阳不升，倒行"导龙入海"，取其除湿升阳的作用。倒行"飞龙在天"，取其收敛浮散的阳气，使其回归腰部，恢复肾脏的气化功能，协助气化下焦水湿。很多肾炎患者，脉象上小下大，下焦阳气郁闭，化热伤及肾脏，而肾脏本身阳气又不足，这种腰部虚实夹杂的情况，最适合用此三针。

（3）适应证：腰骶酸痛不适，坐立不安，活动受限。

三针均需要过指间关节或掌指关节。

总结两种组合，作用原理是相同的："飞龙在天"是引正气来攻邪气的，邪在上用正飞龙，邪在下用倒飞龙。"导龙入海"是排邪气的，邪在上，则引邪下行，邪在下，则透邪外出。另外，针之所过，气机通畅，寒热对流，血行加速，虚实互补，传统意义上的很多证，都可以迎刃而解。

余师案（女，41岁，颈僵1年、腰痛3年案）

患者，女，41岁。

主诉：颈僵1年，腰痛3年。

辨证：背部气机不畅。

施针：飞龙在天+导龙入海。

疗效：留针30分钟，100%缓解。

（熊广华编辑，2013年12月10日）

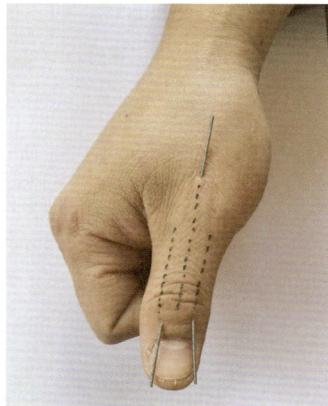

点评

这是治疗腰背颈问题最经典最为常用的组合针法"背三针"，飞来导去（飞龙在天配合导龙入海），一升一降，构建背部周天循环，调畅背部气机。

止痛三针

图 示

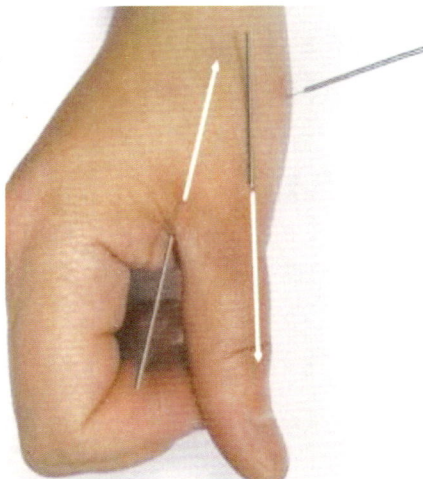

针 方

飞龙在天 + 大叉通天彻地 + 鱼际穴。

方 解

飞龙在天，升发督脉阳气，扎完此针，可振奋人体阳气；大叉穴，通天彻地变式，能疏通人体冲脉、任脉；鱼际穴，打开人体所有的关节。

这个组合其实就是在小周天针法的基础上加鱼际针，是对鱼际穴单针作用的加强针法，可疏利人身所有的关节，因为人体关节附近是气机最容易郁堵的地方。

很多疼痛患者，无论哪里痛，都可以扎这三针，而且效果都还不错，有些起效快，有些起效慢，慢的就多留一会儿针。

适应证

关节疼痛类病症。

操作说明

鱼际穴贴骨进针，深度约整个大鱼际宽度，进针后可提插捻转强刺激

20～30次。针后用手掌拍打患处引气调神。大叉穴靠近拇指根部进针，效果更好。

注意事项

鱼际贴骨针捻转行针时，不可单方向进行以免引起滞针。

典型案例

余师案（女，53岁，腰椎间盘突出8月余案）

患者，女，53岁。

主诉：腰椎间盘突出，弯腰受限伴胀痛8月余。

辨证：腰椎局部气血郁滞。

施针：止痛三针加强版。

疗效：留针时间不详，针后好转七成，下午反馈效果非常满意。

（赵静编辑，2016年11月09日）

点评

本例为止痛三针加强版，飞龙在天采用并列三针加强，取三生万物之意，最大化飞龙在天的升阳作用，加强了组合针法功效。

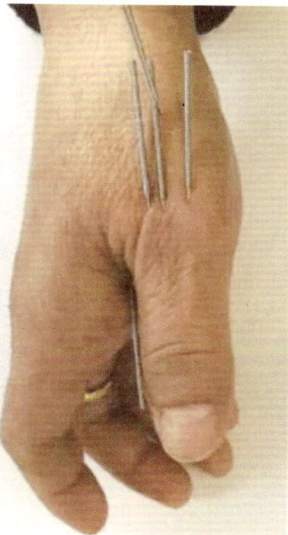

组 合 针 法 七
调气三针

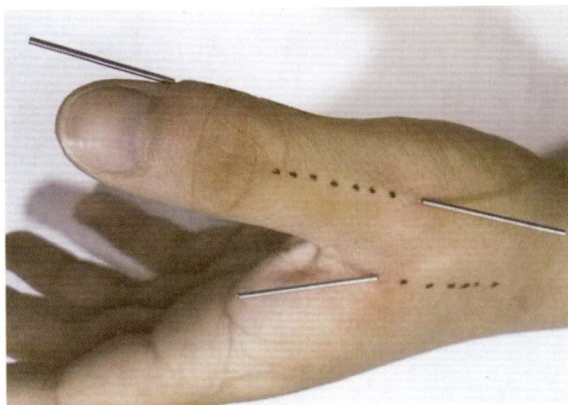

针 方

飞龙在天 + 大叉通天彻地 + 秋风扫叶。

方 解

用秋风扫叶，是因为当今社会，人的思虑多数太过，心神静不下来，脑袋始终处于一种虚亢的状态，而秋风扫叶如同给燥热如夏的心神，吹上一缕秋风，这样人心就慢慢静了下来。

此针法当然也能止痛，但稍稍逊色于上一组合，可以说所有关节疼痛用止痛三针，其他所有问题，都可以用此三针组合。

这个组合针法其实就是在小周天针法的基础上加秋风扫叶，是对秋风扫叶单针作用的加强针法，作用功效与飞龙扫叶组合针法类似。

适应证

除关节疼痛类以外的其他疼痛问题，或气机紊乱病症，均可以尝试用此三针组合。疼痛以胀痛明显，气机阻滞者尤可用之。

典型案例

学员案（女，67岁，口苦半月余案）

患者，女，67岁。

主诉：口苦半月余。

舌象：苔白腻，边有齿痕。

脉象：弦。

辨证：气机不调。

施针：飞龙在天＋大叉通天彻地＋秋风扫叶。

疗效：留针约30分钟，口苦感缓解，第三日反馈症状已消失。

（广东群，张昭一。刘鹏飞编辑，2017年01月12日）

（点 评）

晨起口苦，脉弦，不欲饮，舌齿痕，苔白腻，可以诊断为肝郁气机不畅并脾虚水湿不化。施以调气三针，飞龙在天和大叉通天彻地形成阴阳循环，秋风扫叶针法肃降肝阳之上亢。故使肝郁得以速解，脾胃功能自复而口苦消，不欲饮症状自除！

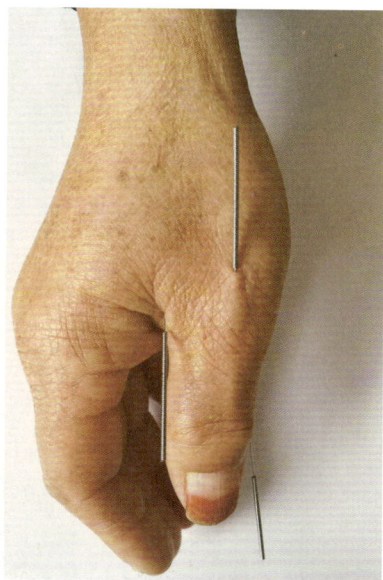

组 合 针 法 八

鼻三针

图 示

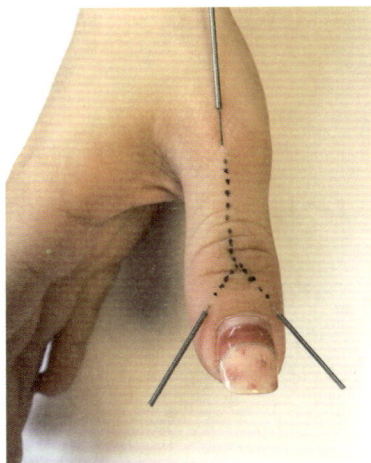

针 方

飞龙在天 + 导龙入海（变化针）。

方 解

三针组合，正中一针为飞龙在天，升发督脉阳气。

很多过敏性鼻炎，这一针就能缓解病情，因为督脉升阳作用加强，头部阳气充足，阴邪自然会气化，所以这也算是治本了。配合走督脉的药物，比如乌梢蛇、苍耳子、狗脊等，加强升发督脉的作用，对治疗常见的过敏性鼻炎，效果很不错。

另外两针，可以理解为导龙入海变化针，进针点相当于风池的位置，所以这两针也有驱风解表散邪的作用。

三针配合，一扶正，一驱邪，对颜面部的很多疾病都有帮助。

此三针对感冒鼻塞的患者，常常可以起到立竿见影的效果。

但是鼻子问题，往往随着时间的推移，病情会越来越复杂，有的患者鼻腔已经有息肉，有的鼻窦已经化脓感染，所以单纯扎手上这三针，治疗时间就比较长。

导龙入海变化针由少商、老商分别进针，针尖与飞龙在天针在拇指背指间关节中点汇交，三针贴骨进针，效果更好。

⚞ 变　式 ⚟

印堂透山根＋迎香透睛明（面部鼻三针）。

（1）图示：如右图。

（2）方解：阴跷脉的循行正好经过腹股沟这一块，有很多患者不明原因腹股沟处胀痛，图中鼻两旁的两针，可以疏通阴跷脉，改善腹股沟的不适。对于女性输卵管问题和男性精索静脉曲张，凡是腹股沟处，阴跷脉所过的地方，鼻三针也可以轻松解决。

长期戴眼镜的人，眼镜的两个脚正好压在阴跷脉上，长期压迫，会导致阴跷脉不通，这样的患者，可能会出现腹股沟处不适。说句严重点的话，长期戴眼镜，也会导致输卵管不通，导致不孕啊！另外鼻三针有升清阳的作用，用脑过度头部昏昏沉沉扎此组合可以改善头部缺氧的问题。

（3）适应证：顽固性鼻炎，不明原因的腹股沟处胀痛、女性输卵管问题和男性精索静脉曲张等。凡是腹股沟处，阴跷脉所过病症，均可考虑用之。

（4）操作说明：中间这一针，从上往下扎，起点稍高于印堂穴，贴骨向下直刺，目的是引督脉之气下行至鼻！两边的两针，进针点略高于迎香穴，顺鼻两侧，针尖抵达目内眦的睛明穴，此穴为手足太阳、足阳明、阴跷、阳跷五脉交会穴。

（5）注意事项：变式两侧这两针，所刺位置属于面部危险三角区，所以进针时一定要消毒进针点。用一次性的针灸针。进针后平刺即可，找准起点和终点，一气呵成。

⚞ 典型案例 ⚟

学员案（男，65岁，鼻塞10年案）

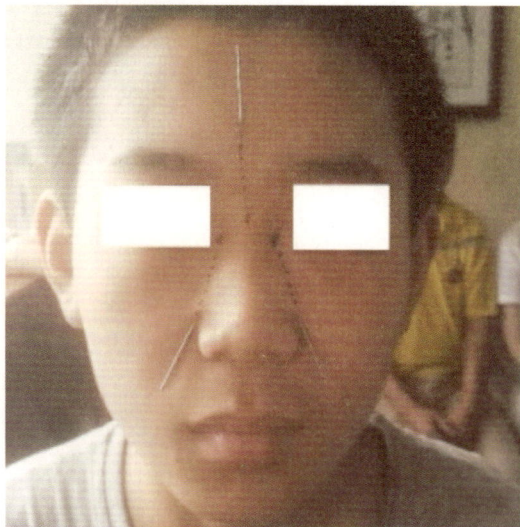

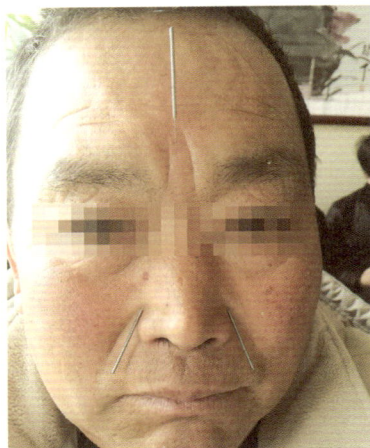

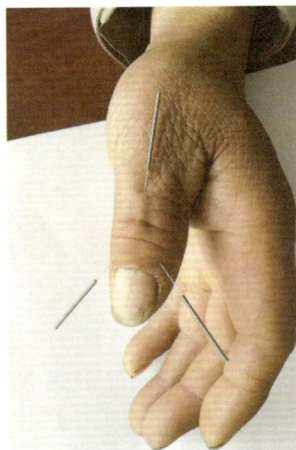

患者，男，65 岁。

主诉：鼻塞 10 年余。

辨证：鼻窍不利。

施针：面鼻三针＋手鼻三针。

疗效：留针时间不详，隔天一次共治疗两次，症状缓解。

（安徽群，纪菊华。邢莉编辑，2016年12月27日）

点 评

这是鼻三针及其变式的典型运用，两组互用，值得借鉴学习！

组合针法九

拉弓射箭

图 示

飞龙在天

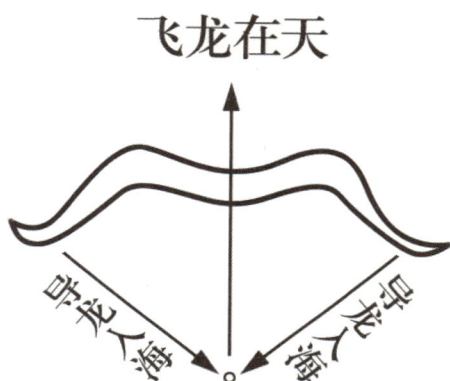

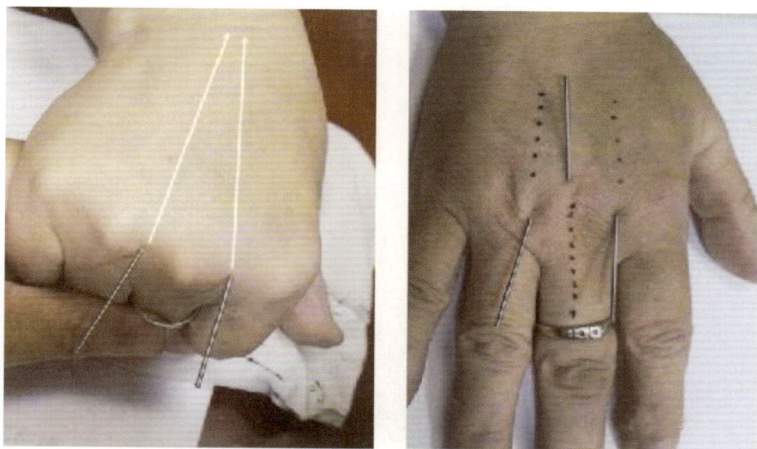

针 方

类飞龙在天 + 类导龙入海。

方 解

两边的两针，是从掌骨之间进针，针尖指向腕关节的阳池穴。阳池穴，顾名思义，就是阳气汇集的一个池子，这两针的目的，就是将掌骨之间的阴性能量，向阳池汇集，在阳池气化后，再升发出来。中间这一针，才是真正的治疗针，旁边的两针只是为中间这一针储备能量。

善补阳者，必阴中求阳，则阳得阴助而生化无穷。

此三针，就是阴中求阳，这样治疗肩周炎、治疗颈椎病（中指取象为头颈部），效果就会比单纯扎中间这一针强很多。

阴阳九针

阴阳九针技巧进阶与案例精选

24

适应证

强化疏通肢体关节，对于肩周病痛、颈椎病痛等，均可考虑用之。

操作说明

三针组合是一种阵法，可布设于四肢任何疼痛关节的全息对应位置，要求三针均过关节，贴骨进针效果更佳。

注意事项

贴骨进针，特别是粗针，对关节软组织有一定的损伤，不建议频繁施针，视施针部位恢复情况，尽量不要产生累积性损伤。

拉弓射箭是类飞龙和类导龙两种针法的组合。整体上看：拉弓射箭若使用得当，能很好发挥弓箭精确打击的特点，指哪打哪！四肢旁指寻，四肢对应部位施行此组合，能引领气血集中于剑之所指，提高治疗的针对性。拇指背侧的背周天针法其实也是拉弓射箭的特殊形式，对上焦浊邪弥漫，清阳不升有很好效果。总之，拉弓射箭法是基于传统中医阴阳互根互用理论而设立的一种组合针法。

典型案例

余师案（女，48岁，肩周炎、颈椎病5年案）

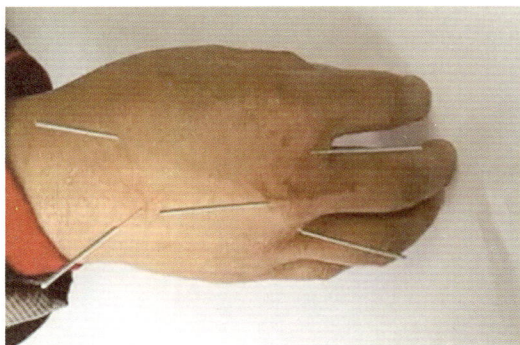

患者，女，48岁。

主诉：肩周炎，肩部肿麻，颈椎病5年余。

舌象：苔白腻，边齿痕，有瘀点。

脉象：双尺伏，沉紧滑。

辨证：寒湿瘀阻，局部气血郁滞。

施针：开合门、人门＋对应区拉弓射箭。

疗效：留针时间不详，针后症状立即消失。

（刘鹏飞编辑，2017年02月17日）

点评

这是拉弓射箭组合针法的典型及巧妙运用。开合门、人门可打开阳气之门，去除体内水湿，升阳去湿，正对舌脉。中指看成头部，两边也可以看成肩颈，颈椎不适、肩周不适自然解除。开合门可以打开胸中之气，开人门打开中焦之气，借中指类飞龙一针使阳气上升至头部，头肩颈气畅症消。

组 合 针 法 十
开四门

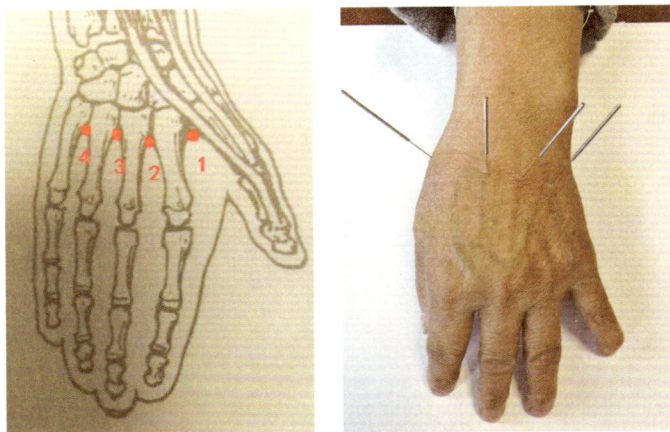

图 示

针 方

天门＋合门＋人门＋地门。

方 解

我们每个人手掌有五个掌骨，两两掌骨之间，都有一个交汇点，如图所示，共有1、2、3、4，四个交汇点，每一个点，都可以通过针刺激发人体的潜能，除非人体已经自然衰老，接近生命的终点，一般情况下，针刺这四个点，可以很快恢复人体的阳气（将阳气释放出来，促进阳气运行）。为了便于统一传播，我们将这四个点姑且称之为天门、合门、人门和地门，统称四门。

天门（1号结点）：可以为心胸、肺、头提供阳气。

合门（2号结点）：基本同于1号，但作用部位比1号结点低些，主要为胸腔和上肢提供阳气。

人门（3号结点）：可以为中焦脾胃肝胆和腹部提供阳气，此点作用范围最广。

地门（4号结点）：可以为盆腔和双下肢提供阳气。

当心脏不好，胸闷，头昏，脉迟缓无力，可以扎左手天门和合门；当双上肢乏力，疼痛，脉迟缓无力，可以扎合门；当胃寒，腹部发凉，腰痛，脉迟缓无力，可以扎人门；当小腹冷痛，双下肢乏力，脉迟缓无力，可以扎地门。

适应证

临床上很多慢性病，可能患者周身都不适。久病多虚，如果切脉时，脉象表现为较弱，也就是按时血管跳动无力，这时可以考虑先扎四门，男左女右，将阳气释放出来，促进阳气运行。等待阳气恢复，自冲病灶，自己修复自己，扎上几次之后，病情自然会有所好转，这时再用九针来治疗。

也可在其他针法基础上加开相应之门，以提高针法效果。

操作说明

扎针时建议选择 1.5 寸左右的针，揣摩到掌骨结合部位，从掌背进针直刺即可，针尖抵达掌面，但没必要透过皮肤（宜紧贴骨缝入针）。

注意事项

一般不建议同时开四门，可针对性地选取开某门，如下肢问题，开地门。若患者表现为一派阳气虚（能量弱且出不来），切脉时，脉弱无力，则可以四门同时扎，这样扎也很安全，不用担心。扎完针后再切脉，会发现脉象变了，患者好像吃了红参和附片一样，阳气正在迅速恢复。

如扎针后脉象变化不明显，说明患者体内阳气已衰，就不建议再用针调，直接用艾条灸关元、足三里、命门等处，尽快补充患者体内的阳气。

典型案例

学员案（男，45 岁，乏力、大便干半年余）

患者，男，45 岁。

主诉：乏力、大便干半年余。

病史：糖尿病史 1 年。

舌象：舌淡红，苔白。

脉象：双关郁，双寸不足。

辨证：中焦郁，上焦虚。

施针：开四门 + 飞龙在天 + 大叉通天彻地 + 劳宫透。

疗效：留针约 1 小时，身体变轻松，疲劳感消除。

（山东群，王孟朝。门淑珍编辑，2017 年 03 月 05 日）

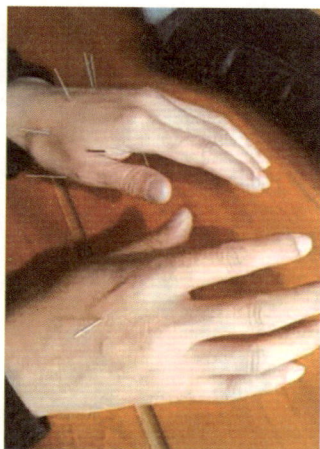

点评

开四门，小周天，启动油电两级发动机，守中针法（劳宫透）带动中轴，轴运轮转，一气周流。三套针法合用，可扶阳调气。

组合针法十一

五轮

图　示

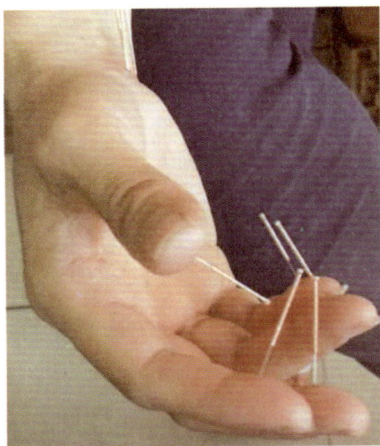

针　方

五轮。

方　解

人体的七轮，除顶轮和海底轮，剩下五轮，这五轮分布在冲脉的不同部位，他们各自产生冲气，相当于旋涡，将冲脉之中的气分离出来，阴分归于任脉，阳分归于督脉，再由任督与十二经脉相连，分别输送到相关的脏腑。五指的螺纹与七轮中的五轮有密切关系，从拇指至小指，分别对应人体的眉轮、喉轮、胸轮、太阴轮（中轮）、脐轮。

适应证

用毫针针刺食指的螺纹中央，可以调节喉轮的能量输出，对于咽喉肿痛可以起到很好的疗效。喉轮与肩胛在同一水平，针刺食指的桡侧，相当于商阳穴的位置，配合针刺食指螺纹，治疗肩周炎，对很多患者可以起到立竿见影的效果，另一组合针法食指鼎三针即应用了此两针。

针刺中指螺纹中央，调节胸轮的能量转换，治疗胸闷胸痛、咳嗽、哮喘，疗效神奇。

针刺无名指螺纹，配合内劳宫透外劳宫，治疗脉象双关郁滞的患者，立竿见影，可以作为特定脉象的特定用针之法。这种双关郁滞脉象对应的疾病太多了，可以作为哮喘和心绞痛的急救针法。

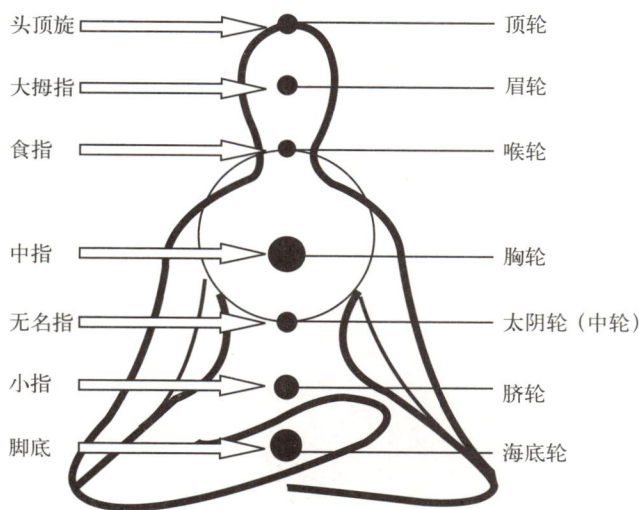

头顶旋 → 顶轮
大拇指 → 眉轮
食指 → 喉轮
中指 → 胸轮
无名指 → 太阴轮（中轮）
小指 → 脐轮
脚底 → 海底轮

七轮图

针刺小指的螺纹中央，调节脐轮的能量转换，治疗腰痛和腹痛。

依据脉象，可以扎右手大拇指的螺纹中央，来个天一生水，补人体内的肾水，左手尺部下陷的脉当下恢复！

也可以同时扎大拇指和小拇指的螺纹，来治疗肾虚腰痛！

操作说明

半寸针五指螺纹中心进针，直刺至骨面。

典型案例

学员案（女，42岁，感冒后咳嗽、咽痛案）

患者，女，42岁。

主诉：感冒后咳嗽咽痛4日。

辨证：外感表闭，咽喉部气机郁滞。

施针：飞龙在天 + 大叉通天彻地 + 喉轮 + 胸轮。

疗效：留针30分钟，针后咳嗽止，咽痛缓解八成。

（中原群，任军。拨云散编辑，2016年12月07日）

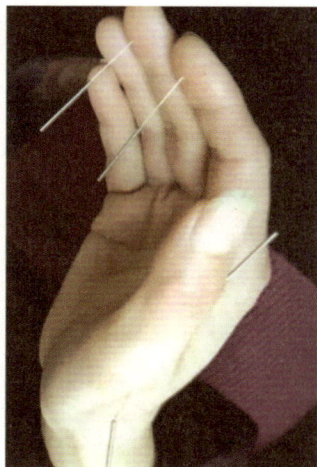

点评

这是五轮针法之喉轮、胸轮配合小周天针法的再组合应用。小周天可增加喉轮和胸轮的力量，对于感冒咳嗽咽痒等不适均可收效，若患者大鱼际处有深纹可加顺纹针加强效果！

组 合 针 法 十 二

鼎三针

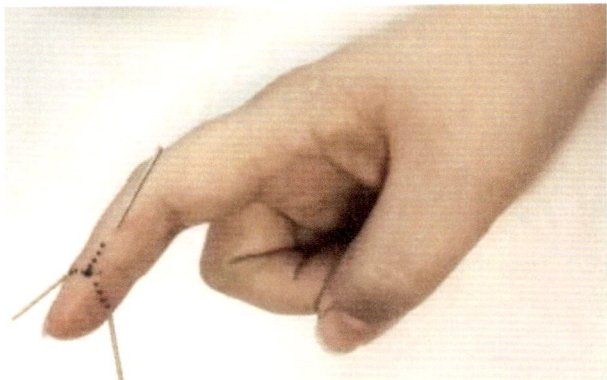

针 方

商阳穴＋喉轮＋食指桡侧赤白肉际平刺针。

方 解

人体大多疾病，问题都出在阴阳二气的交通上面，因为阴阳二气不能交通，不能相互转化，相互制约，处在一个分离的状态，否卦的状态，就出现了寒热错杂，虚实夹杂，上热下寒，里热外寒……

无论是内因，还是外因，最终导致人体生病，阴阳二气的状态，出现了问题，阻止了人体的自愈，这是许多疾病的核心问题。

三针合力，从三个方面入手：阴、阳、中。

通过鼎三针，从三个角度，恢复人体病灶部位阴阳气血分离的状态，达到和的状态。

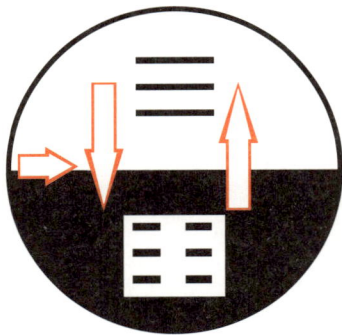

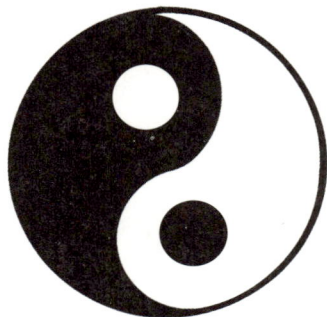

适应证

肩周炎，左边肩周炎扎左手食指，右边肩周炎扎右手食指，效果非常好。刚发病的患者进针就有反应，最快几秒钟就好了。病程长的患者，需要带针活动，见效也是很快的。

第一针：从阳引阴。由商阳穴进针，针尖到达远端指间关节桡侧面赤白肉际。

第二针：从阴引阳。由食指螺纹进针，针尖到达远端指间关节桡侧面赤白肉际。

第三针：沟通阴阳。走阴阳分界线，由食指桡侧，远端指间关节后进针，沿赤白肉际穿过关节横纹，与上两针汇交。相当于太极的中线，人体的少阳之气。

变　式

七轮、四门等人体能量库附近布阵。

（1）图示及操作说明

①少泽鼎

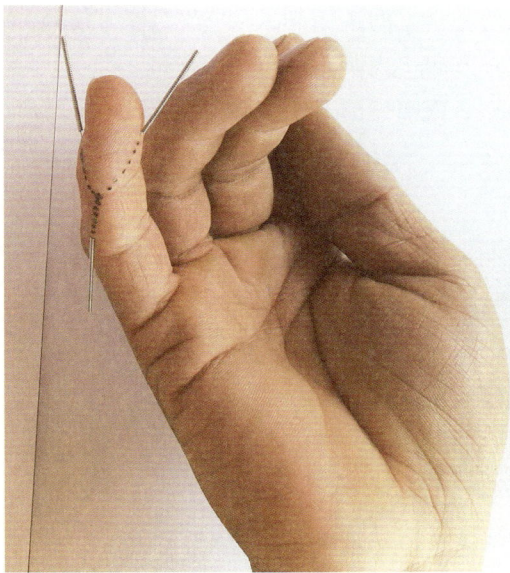

第一针：从阳引阴，由少泽穴进针，针尖到达远端指间关节桡侧面赤白肉际。

第二针：从阴引阳，由小指螺纹进针，针尖到达远端指间关节桡侧面赤白肉际。

第三针：沟通阴阳，走阴阳分界线，由小指尺侧远端指间关节后进针，沿赤白肉际穿过关节横纹，与上两针汇交。

②鱼际鼎

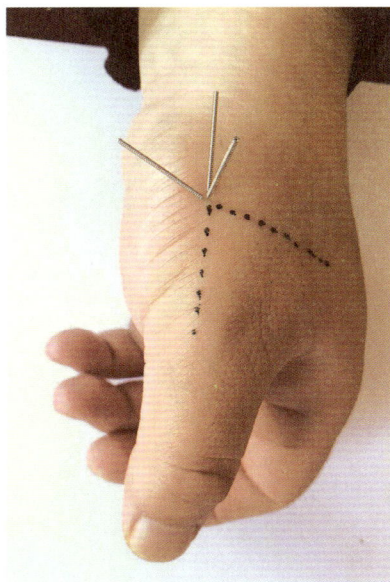

一针：赤白肉际透劳宫方向（由阳入阴）。

二针：鱼际透合谷方向（由阴入阳）。

三针：沿赤白肉际平刺向少商方向（交通阴阳）。

三针交汇于鱼际穴。

③劳宫鼎

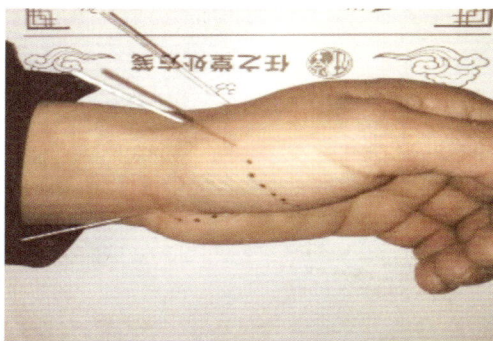

一针：天宫透，天门透劳宫穴。

二针：鱼宫透，鱼际穴透劳宫穴。

三针：海宫透，大陵海上明月透劳宫穴。

三针交汇于劳宫穴。

（2）方解：鼎三针，是在阴、阳、冲的层面调动能量，实现能量的重分配，实现阴平阳秘。其中冲脉的调和作用至关重要，而七轮更是冲脉的七个要冲，七个能量分配站，所以布阵首选七轮位，在手上都可以实现。

鼎三针，是一种阵法，值得深入研究。阵布在哪里，就会在哪里高效发挥能量重分配作用。调动的能量越多，起效越好。

（3）适应证：寒热错杂，虚实夹杂，上热下寒，里热外寒等能量分配不均产生的各种疾病。不通则痛，痛证是最直接的适应证。

（4）注意事项：无论何处布鼎，针法均需符合鼎三针的进针原则，才能实现鼎三针的作用。鼎三针发挥效用，就是一分钟两分钟的事儿，不是留针多久后才显现的。

典型案例

余师案（女，74岁，肩痛案）

患者，女，74岁。

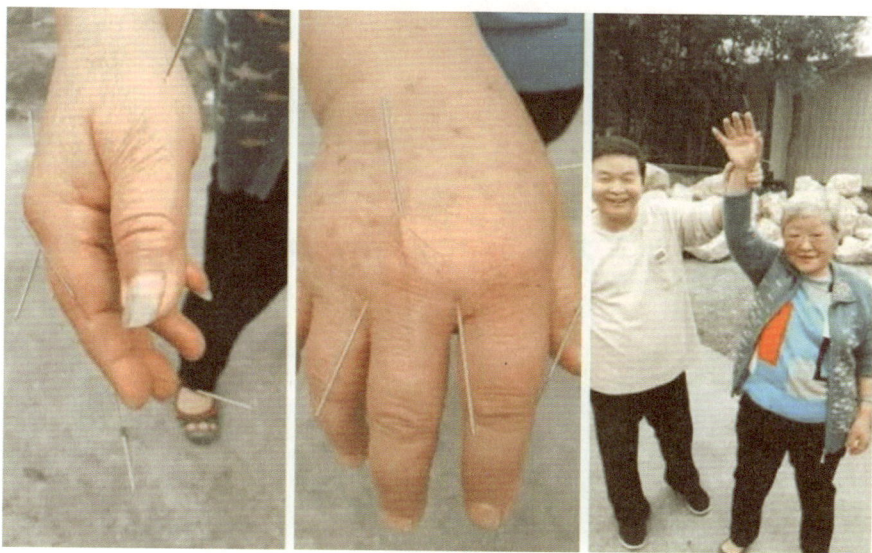

主诉：右肩疼痛一年，不能脱衣服、梳头。

施针：鼎三针＋拉弓射箭＋鱼际。

疗效：针后10分钟左右大为好转。

点评

食指鼎三针配合拉弓射箭法，再加特效松节针之鱼际，组合针法再组合，强强联盟，顽疾自除。

组合针法十三

咳三针

图示

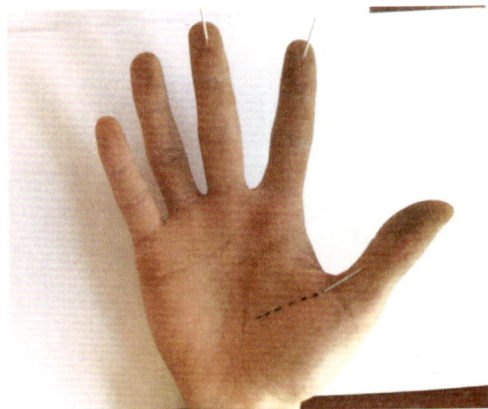

针方

大鱼际异常纹路＋喉轮＋胸轮＋大叉通天彻地（可选）。

方解

经典组合"咳三针"，以喉轮调集喉周能量宣肺利咽止咳，以心轮调集胸部能量宣通胸肺气机，以鱼际处杂纹进针降逆止咳，三者相合，宣肃肺气、调胸中大气，气顺则咳止。大通天亦起到降逆止咳之效。

适应证

咳嗽。宣通胸肺气机，降逆止咳。

操作说明

大鱼际异常纹路从掌指关节内侧附近进针，沿纹路走向平刺；喉轮、胸轮以半寸针直刺。喉轮这一针从螺纹中央进针刺向商阳，喉轮和大肠经、肺经的能量都会被激活！如果患者左寸不足，那么胸轮这一针从螺纹中央进针直达中冲穴，同理，胸轮、心包经的能量也会调动起来！

典型案例

（1）学员案（男，63 岁，咽喉疼痛 1 周，伴咳嗽痰多胸闷案）

患者，男，63 岁。

主诉：咽喉疼痛 1 周，伴咳嗽痰多胸闷。

舌象：舌淡红，苔白润。

脉象：弦紧。

辨证：风寒犯肺。

施针：咳三针。

疗效：入针 2 分钟咳止，腹部觉有气往下走，双手发热感，留针 20 分钟，诸症消。

（天津群，医缘。韦慈宇编辑，2016年11月29日）

点 评

咳三针的典型应用，胸肺全息对应区大鱼际异常纹路进针，可以灵活应用二针或三针加强，不离组合针法本意，效佳。

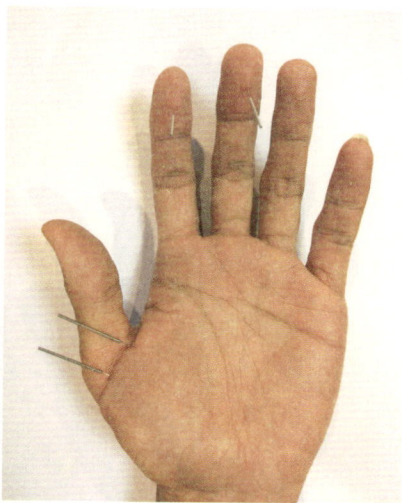

（2）学员案（男，47 岁，咳嗽痰多胸闷案）

患者，男，47 岁。

主诉：咳嗽，咳痰，胸闷 3 日。

脉象：右寸关郁略上越。

辨证：胸肺气机不畅。

施针：天人合一＋喉轮＋胸轮。

疗效：留针 40 分钟，针后诸症消失，身体轻松。

（山东群，王孟朝。门淑珍编辑，2017年01月06日）

点 评

咳三针的变化应用，以天人合一代鱼际异常纹处针，不离组合针法本意，效佳。

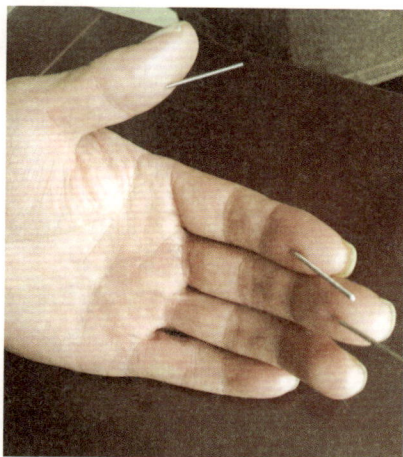

组合针法十四

咽痛三针

图示

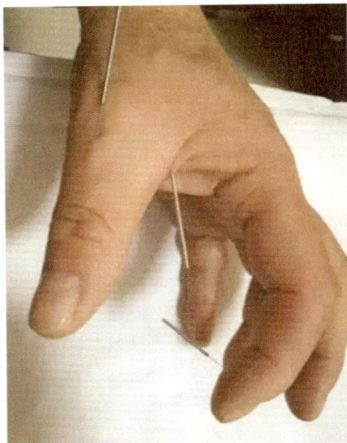

针方

飞龙在天 + 大叉通天彻地 + 喉轮。

方解

飞龙在天升督脉阳气往天部；大通天疏通天人地三部，建立任督循环，调动小周天能量；喉轮打开喉部能量开关。咽痛三针，是止痛三针的变化针法，以喉轮代鱼际穴，对咽痛来说，较止痛三针更有针对性。本组合主针为喉轮，小周天组合是基础粮草针，临床应用可有很多变化方法。

适应证

扁桃体炎、咽炎等引起的咽痛等咽部不适症。

操作说明

喉轮半寸针直刺，或一寸针螺纹中心进针平刺过指间关节。

注意事项

进针及留针时，配合做咽部的吞咽动作。

学员案（女，36岁，上感咽喉痛案）

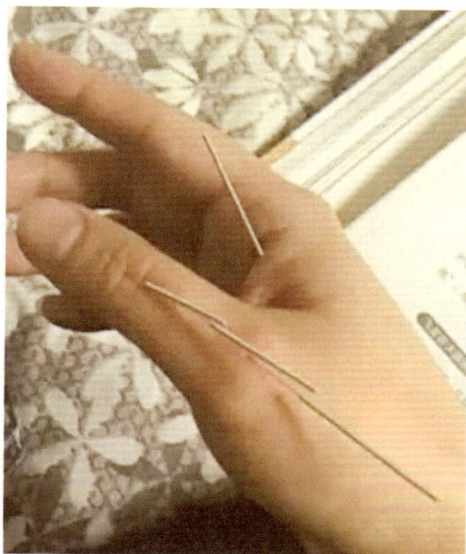

患者，女，36岁。

主诉：外感后咽喉疼痛1日余。

辨证：外感表闭，咽喉部气机郁滞。

施针：飞龙在天 + 大叉通天彻地 + 喉轮。

疗效：留针45分钟，针入几分钟后疼痛缓解八成。

（北京群，巩菁菁。王韬编辑，2016年12月24日）

点 评

这是咽痛三针的典型运用，值得借鉴学习。

组合针法十五

守中针法

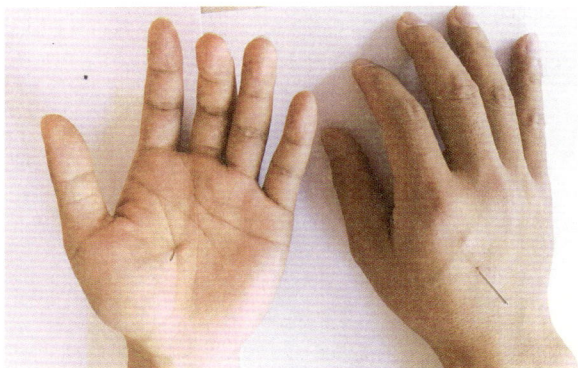

针　方

左手内劳宫透外劳宫 + 右手外劳宫透内劳宫。

变　式

采用双针、三针加强针法。

方　解

守中，可以在平淡之中创造奇迹！

在阴阳九针的研究过程中，我们发现，人体全息头和尾是相连的，头就是尾，尾也就是头，而不变的只有"中"，把握好了中，就可以灵活运用针法，而"中"无处不在。

任何一块骨头的中心，就是中，比如第二掌骨中点、第五掌骨中点……任何一个肢体的中间，也是中，比如肘关节、膝关节、大拇指指关节……

而这所有的中，与人体的中间——脾胃，有着非常密切的关系，当脾胃不好时，这些所有的中，都会有感应，比如很多患者膝盖发凉，这并不是风湿病所致，而可能是胃病所导致的。人体气机的升降出入，枢纽就在中焦脾胃，中焦这个枢纽运转良好了，很多临床不适症状就消失了。

手背属阳，我们将手背看作天；手掌属阴，我们将手掌看作地。左手从内劳宫进针，透外劳宫；地气上为云，向上升发。右手从外劳宫进针，透内劳宫；

天气降为雨，向下肃降。

适应证

中焦气机运转不力造成的胸闷，头昏，颈椎不适，胃胀胃痛等。以及所有与中相关的病症。针后，上越脉，下陷脉，关郁脉可平。此针法调神调气调脉。

操作说明

左手内劳宫透外劳宫，进针至手背皮下，由阴达阳。

右手外劳宫透内劳宫，进针至手掌皮下，由阳入阴。

注意事项

进针深度要够，但不要穿透对侧皮肤。

典型案例

（1）余师案（女，40岁，咽部堵塞感案）

患者，女，40岁。

主诉：咽部堵塞感，夜重晨轻八月余，食辣后加重。

舌象：舌淡，苔白腻，齿痕。

脉象：左寸、双尺不足，右寸关郁。

辨证：中焦郁堵，上焦不利。

施针：鱼际贴骨＋内外劳宫透加强。

思路：强力调中。

疗效：留针时间不详，针入症消。

（赵静编辑，2016年12月21日）

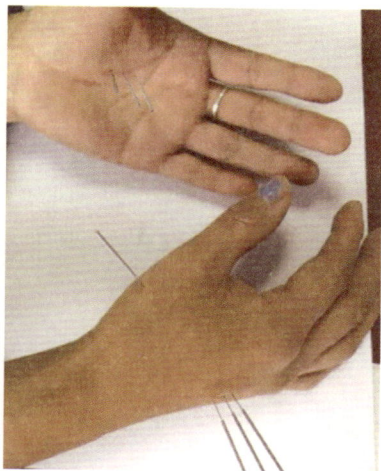

点 评

这是守中针法内外劳宫透的典型运用。人体一气运转如车轮，四维为轮，中土为轴，轮转轴运，一气周流。本案左寸、双尺不足，右寸关郁，四维之三告急，轮已支离，无轮可运，唯有强力斡旋中轴，以图轴转轮运，恢复四维。鱼际主治节，滑利周身关节，助力守中加强针法，使停滞的气机一举得复，一气周流。

（2）学员案（女，60岁，心率过快案）

患者，女，60岁。

主诉：心慌，心率过快（110/分），时间不详。

病史：类风湿性关节炎，服用激素数月。

脉象：左寸不足，双关郁。

辨证：上焦虚，中焦郁。

施针：内外劳宫透。

疗效：留针时间不详，针后 10 分钟症状消失，心率 85/ 分。

（江苏群，王继乐。朱惠英编辑，2017年02月15日）

点 评

这是劳宫透针法的经典运用。关郁，左寸不及，劳宫透既调心又斡旋中焦，一箭双雕，临床屡试不爽。

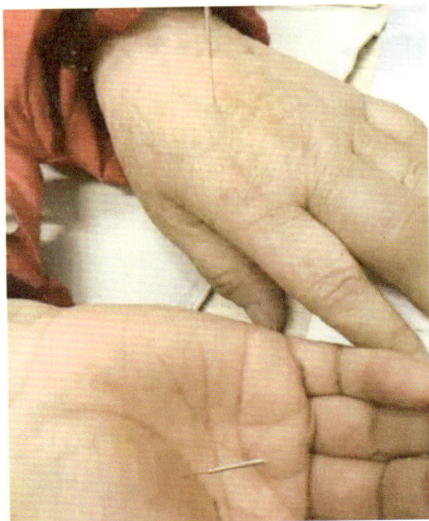

（3）余师案（双侧肩疼痛僵硬 2 年案）

患者，男，37 岁。

主诉：双肩疼痛伴僵硬 2 年。

病史：进食刺激性食物后大便溏稀；右手食指弯曲时疼痛。

舌象：舌红，苔薄白。

脉象：右手脉上越，双关郁滞，尺脉偏弱。

辨证：中焦郁堵，金不生水。

施针：内外劳宫透加强针 + 右手商阳穴 + 左手小指根部。

疗效：留针 30 分钟，针后诸症缓解。

（赵静编辑，2017年02月06日）

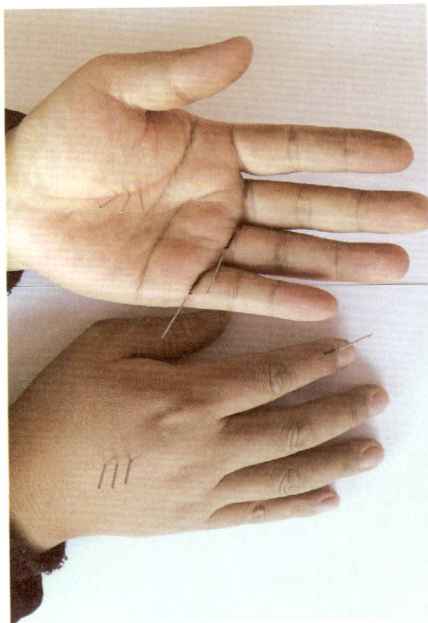

点 评

这是守中针法劳宫透的经典运用，再结合金水相生法。内外劳宫透加强针疏通中焦之不畅，右手商阳宣通肺气，左手小指根部调理下焦肾之不足！使上下得以协调，中焦得以疏通，阴阳升降循环快速恢复正常，患者必然各种症状缓解！

阳池三生万物

图示

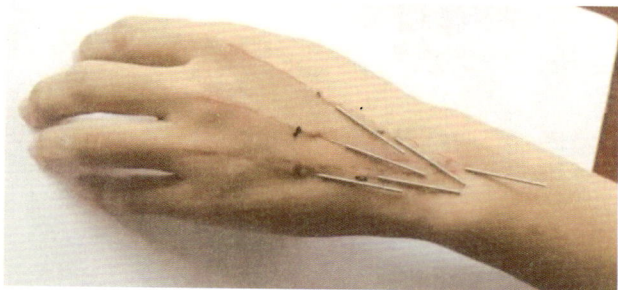

针方

阳池穴。

方解

关节，是人体的能量仓库，而骶髂关节是人体最大的关节，也就是最大的能量库了。道家非常重视骶骨，认为骶骨储存着先天之精。阳池穴在手掌全息中正是骶骨所在。针刺阳池穴，就是刺激了骶骨；向指尖方向沿掌骨平刺，相当于飞龙在天变化针法，可以循督脉升清，升阳气，加强性功能，促进恢复生育能力，防治男科妇科病，并且补充先天之气，气化下焦阴邪，使肾间清气上升上济心火，达到心肾相交的目的。这个组合针法，是借用道家一生二，二生三，三生万物的思想，将阳池飞龙在天针法的升阳作用最大化。

适应证

强直性脊柱炎、坐骨神经痛、腰痛等一切与脊柱相关的虚寒性痛症。

操作说明

在阳池穴与食指、无名指掌指关节构成的三角形区域内，以阳池穴为顶点，先于阳池穴进针，沿中指掌骨向指尖平刺一针；再向指尖进一步，在食指、无名指掌骨上沿掌骨贴皮平刺各一针；再向指尖进一步，在中指、无名指及食指三指掌骨上沿掌骨贴皮平刺各一针，进针点呈三角形分布，顶点是阳池。

注意事项

骶骨中贮存着人体先天能量，不可轻易调动。此针法效强力大，非大病重病，慎用。

典型案例

学员案（女，58岁，右腰及下肢痛半年案）

患者，女，58岁。

主诉：右腰部及下肢疼痛半年，头不适，耳鸣3天。

舌象：苔略白厚。

脉象：下陷。

辨证：湿阻下焦，阳气升发不利。

施针：止痛三针+开地门+阳池三生万物+类飞龙在天+叉3。

思路：止痛三针止痛，三生万物升阳气，对应区类飞龙，叉3拉弓射箭，开地门增加能量。

疗效：留针40分钟，腰腿疼痛大减，头部不适症状消失。

（山东群，王孟朝。门淑珍编辑，2016年12月18日）

点评

这是阳池三生万物针法的经典运用。本案以止痛三针通调周身气血；以阳池三生万物，从腰骶升阳，兼气化蒸腾水湿，以下肢对应部位类飞龙，恢复升降循环。诸针相合，效专力宏，其中阳池三生万物针法的强力升阳，对本案取效起到了决定性的作用。

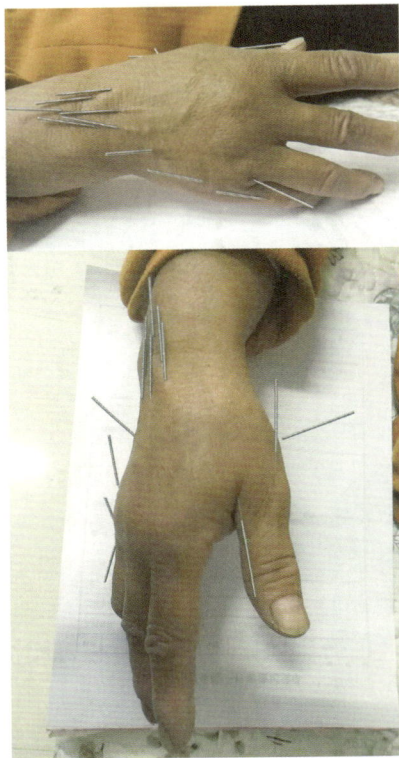

循阳针

图 示

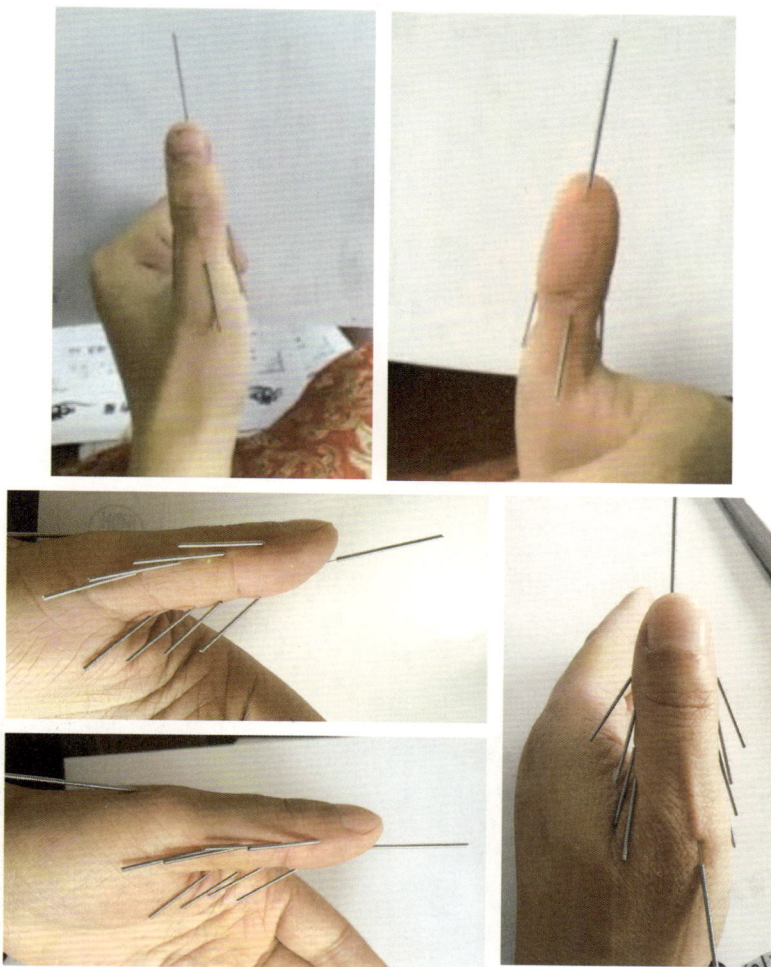

针 方

飞龙在天＋通天彻地＋春风拂柳＋海上明月。

变 式

可加针头顶螺纹一针或者百会直刺。

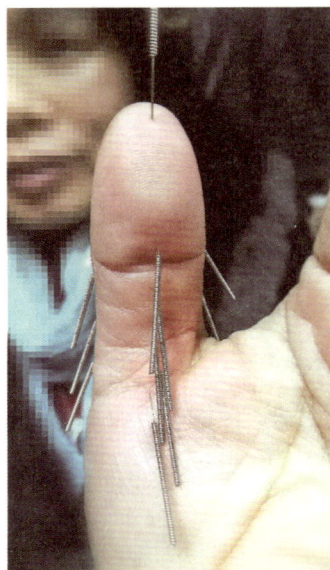

方　解

白云朝顶上，甘露洒须弥。

此五针体现了阳气运行的规律，从下向上，从中下降。

人体的阳气除了背部有，前面有，左右有，无处不在，督脉是阳气运行的大通道。人体阳气，白天的时候是前后左右往上升，中脉降，意为"太阳升，月亮降"。阴阳九针也叫循阳针法，循阳什么意思呢？就是用4根针从这个大拇指前后左右4个方向往上扎，目的是疏通阳气往上升，然后在正中央，在大拇指的最顶上扎一针，即通天彻地针，是把上面的阳气往下引。循阳针就是将人体白天阳气的循行规律演示一遍，阳气从前后左右4个方位向上升，在头顶汇集，最后化为阴液从冲脉下降。此即：白云朝顶上，甘露洒须弥。

适应证

所有上焦不足，清阳不升，双寸不足的患者，均可应用。如脑萎缩、慢性鼻炎、视力减退、记忆力减退等，常见症状：头昏不清醒、蹲下起立后头晕目眩、反应偏迟钝等。

特征性脉象

双寸不足，或整体脉虚弱。

操作说明

飞龙在天、春风拂柳、海上明月都在浅层行针（亦可短针接龙）；通天彻地进针点偏上，尽量接近拇指顶端，进针后贴骨通中脉。

注意事项

此针法力量强大，一定要在辨证基础上选用。辨证要点：双寸脉不足，舌象多见伸舌无力、耷拉下垂。每一针的起止点要把握好，每一针的细节要注意。

典型案例

学员案（女，43岁，小腹冷痛多年案）

患者，女，43岁。

主诉：小腹冷痛经常性发作多年，伴四肢腰背发凉。

望诊：嘴唇乌青，舌质暗淡。

脉象：沉弱。

施针：循阳针法。

疗效：留针 1 小时，留针期间感觉腰腹部有暖流感，两天后反馈精神状态良好，周身渐暖，冷痛未再发作。三天后再予一次治疗，效果很好。后续予飞龙在天、大陵海上明月等养生调理针法。

（广东群，李太贤。赵静编辑，2016年12月13日）

点评

这是循阳针法的经典运用。患者嘴唇乌青，舌质暗淡，脉沉弱，主症怕冷疼痛，一派阳虚寒凝之象，循阳针治疗恰对其证。

组合针法点睛

《黄帝内经》云：阴阳者，天地之道也，万物之纲纪，变化之父母，生杀之本始，神明之府也；治病必求于本，生之本，本于阴阳。

"阴阳"二字，是传统中医理论之核心。生命之形成，赖阴阳二气之和合，经云"人禀天地之气生，四时之法成；万物负阴而抱阳，冲气以为和"；生命之正常运转，在于清浊各归其道、气机升降出入有序，经云"清阳出上窍，浊阴出下窍，清阳发腠理、浊阴走五脏，清阳实四肢，浊阴归六腑"；人体生病，则不离气机升降出入异常这一基本病机，而治疗之核心，亦在于调气机，使之升降协调、出入有序，用药如此，用针更是。

《黄帝内经》云：善用针者，从阴引阳，从阳引阴，以左治右，以右治左……用之不殆。阴阳九针之核心，仍然在于"阴阳"二字，具体言之，阴阳讲的是用针之道，一来一往，一阴一阳，相互循接，循环往复，生生不息。阴阳九针之运用，在于灵活组合，针法升降搭配，这是关键，也是用针调气安全之保证。

天地之大德曰生，生者，不息也，周流也。

观乎以上组合针法，多为升降相配，阴阳相随，构成气机周流、循环往复。

阴阳九针，九针为术，阴阳为道。以阴阳御九针，则变化无穷！

知其要者，一言而终；不知其要者，流散于无穷。得一，守一，为天下式！

下 篇

阴阳九针实操：

案例精选

疼痛类病症

疼痛类病症，基本病机不外乎不通则痛和不荣则痛，尤以不通而痛较多见。阴阳九针以调气为核心，对于大多数疼痛类病症，常可立竿见影、效如桴鼓。

一、颈椎病痛

1. 余师案（女，24 岁，颈僵痛 3 年案）

患者，女，24 岁。

主诉：颈部僵痛 3 年。

辨证：颈部气机不畅。

施针：飞龙在天。

疗效：留针 30 分钟，100% 缓解。

（熊广华编辑，2013 年 12 月 13 日）

点评

颈僵痛，局部不通而致不通则痛，予项背对应区飞龙在天一针，气机宣通，疼痛则止。

2. 余师案（女，60 岁，颈僵伴眩晕案）

患者，女，60 岁。

主诉：颈僵伴眩晕反复发作半年余。

辨证：局部气机不畅，清阳升发不利。

施针：小飞龙在天 + 导龙入海。

疗效：留针 30 分钟，100% 缓解。

（熊广华编辑，2013 年 12 月 11 日）

点评

颈项僵痛伴眩晕，考虑督背气机不通。予项背对应区小飞龙在天配合导龙入海针法，构成局部升降循环针，气机周流，疼痛自止。余师此组合针法为经典的"背三针"，可作为项背腰部问题的常规治疗方案。

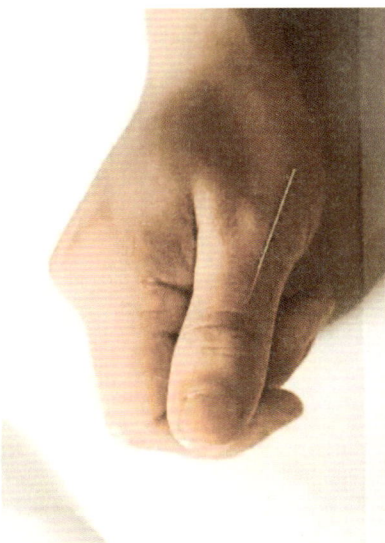

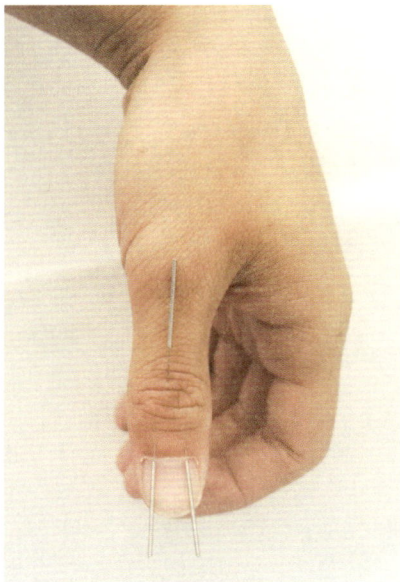

3. 学员案（女，31岁，颈椎疼痛右手麻木半月案）

患者，女，31岁。

主诉：颈椎疼痛伴右手麻木半月，凌晨三四点麻感加重。

辨证：颈部气血郁滞。

施针：小飞龙在天 + 导龙入海。

疗效：留针60分钟，疼痛已减轻大半。二诊时手麻基本消失，效不更方，留针60分钟，颈部触诊已无痛感。

（河南群，蔡红波。拔云散编辑，2016年11月26日）

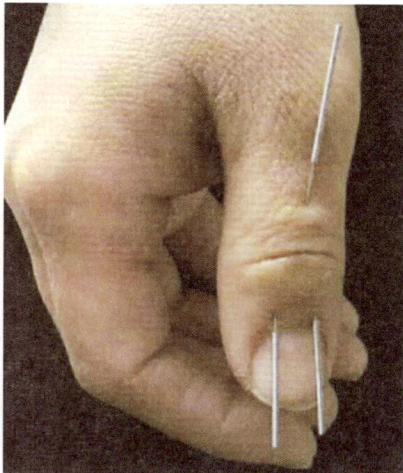

点评

此案例为经典组合针法"背三针"的典型运用，针对颈背腰问题，"飞来导去"疏通背部气机，气机宣通，通则不痛。手指麻木考虑颈椎压迫引起，故重点调整颈部气机。

4. 学员案（女，42岁，颈椎伴左侧肩胛不适半年案）

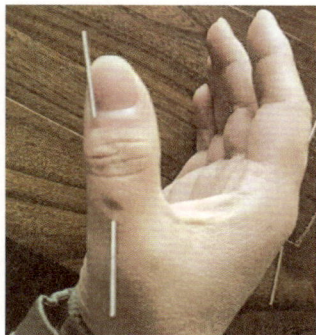

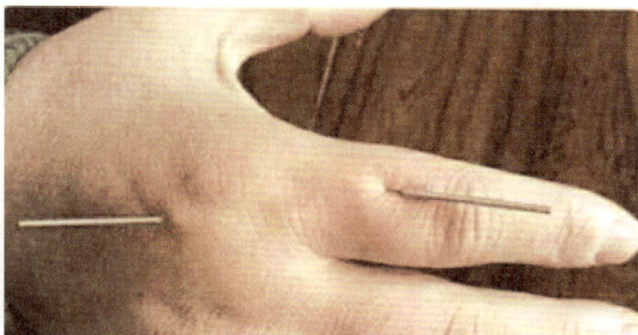

患者，女，42岁。

主诉：颈椎不适伴左侧肩胛骨、肩区酸困半年。

辨证：颈肩部气血郁滞。

施针：小飞龙在天 + 左导龙入海 + 左肩对应区。

疗效：留针30分钟，症状缓解八成。

（中原群，张东阳。拔云散编辑，2016年11月26日）

点评

升降有序，局部对应，畅通气机，疼痛得解。

5. 余师案（男，21岁，项僵伴胃胀1年余案）

患者，男，21岁。

主诉：颈僵伴胃胀1年余。

辨证：项背气机不畅，胃气壅滞。

施针：飞龙在天＋导龙入海＋针通人和。

疗效：留针1小时，100%缓解。

（熊广华编辑，2013年12月13日）

点 评

此案例项僵伴胃胀，当兼有右关脉不和之象，故于"背三针"基础上加针通人和针法以畅中焦气机。经云：上下相应，前后相随。项背问题，"背三针"是常法，以构成局部升降循环、上下相应。然常中有变，有时前面胸腹、胃肠不通，亦可导致后背督阳之气升发不利而致颈项不适，则需佐以通天彻地、针通人和等针法，此前后相随之应用。尤其是对一些大腹便便的腰痛患者，尤其需要注意到这一点。

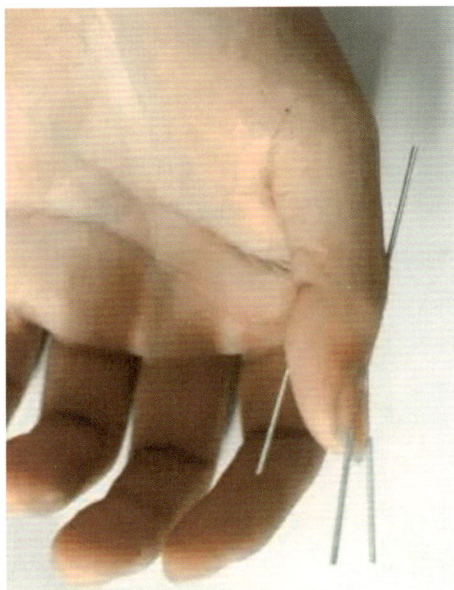

6. 学员案（女，45岁，后颈部发沉半月余案）

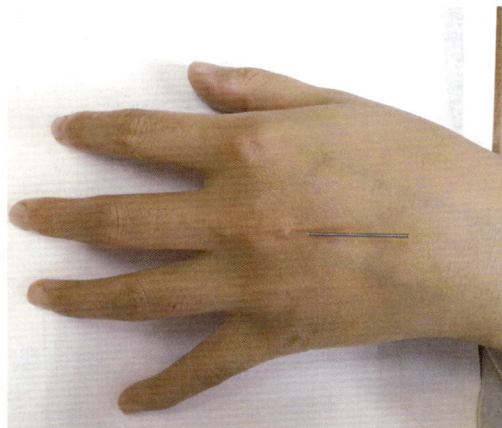

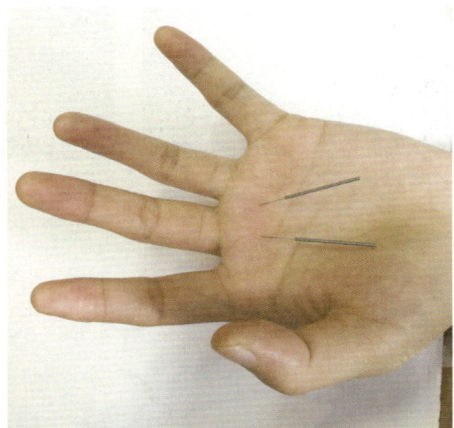

患者，女，45岁。

主诉：后颈部发沉，锁骨和云门附近酸痛半月余。

辨证：颈项部气血郁滞。

施针：中指根背部浅刺＋中指腹面掌指关节斜刺。

思路：根据中指背侧对应颈部的全息对应，找到疼痛对应点施针。

疗效：留针60分钟，酸痛消失，再贴灸大椎穴调理。

（甘肃群，刘会兰。刘鹏飞编辑，2016年11月19日）

点评

此例可以理解为竖掌人全息，此时中指取象为头颈部。全息应用的最高境界，就是身体与全息点的精密相应，为医者的扎实功底点赞！

—— 小结 ——
（阴阳九针编辑部主编群）

蓝传恩：

从上述病例可以看出：背三针堪称颈椎病的特效针法，而小飞龙在天是关键中的关键；颈椎病留针近60分钟为宜；颈椎病兼症随症加针即可；留针期间，拍打或者按摩颈椎导引气至病所，寒湿而兼阳不足患者可以加艾灸。

王孟朝：

病机十九条有云"诸颈项强，皆属于湿"。

颈椎疾患大多因督脉不通和肾中虚火夹下焦水湿之邪随肝阳上升，施针治疗要注重阴阳相随，自成太极，循环无端，周流不息。典型配针方案如下：

1. 导龙入海合飞龙在天。导龙入海通利水湿，飞龙在天疏通督脉阳气，可使水湿迅速气化，颈部不适症状可立即消除。注意，左手寸部脉大于关部者要用倒飞龙在天！

2. 止痛三针配合开天门。适用于颈部强痛伴头晕患者。开天门补充头部能量，鱼际贴骨针打开全身所有关节，飞龙在天合大通天彻地建立一个小周天，使气机阴阳循环，让颈部阳气得行，水湿立化，头晕颈项强痛立止。伴有恶心呕吐患者可加上针通人和。

王少伟：

"诸筋者，皆属于节"，肺主治节，鱼际贴骨针可松全身关节，搭配飞龙在天和大通天彻地构成一气周流，这是常用组合针法止痛三针，针对全身关节疼痛均有奇效，颈椎问题自然包括在内；对于患者局部的或者单侧的颈椎不适，不需要通整个脊椎，局部施针，减轻痛苦，通开即可。颈椎引起的头晕，常见组合即小飞龙加亢龙有悔，通开颈椎，天降甘霖。平日里如觉头脑不清醒亦可选用此组合提神醒脑，搭配眉心轮也是非常好用的。对于颈肩部不适，在止痛三针的基础上加上鼎三针组合用针，颈部、肩部都得到疏通，亦是疗效显著。

李根生：

阴阳九针治疗颈椎病个人认为从两方面入手。

对单纯性颈椎病，我们只需谨守对应部位，疏通局部气血运行，痛则不通！这也是大家入手的方便之法。颈椎病患者多是颈部受风寒湿之邪侵袭，留而为痹，又因其衔接颠顶——人至高之处，位置重要，阳气升发不足，则无力驱散风寒之邪，阳气不足则水湿不下，上犯清窍、颠顶，则容易造成头面部之症，鼻炎、耳鸣、眼花、头晕等。治疗时当升阳散寒、导湿下行，如此道路修通，升降恢复。常用拇指对应部位飞龙配导龙类，可加开天门。

对于合并其他症的颈椎病，此类病人从一气周流角度看，还是升降失常所致。颈椎病是其中之一，此时我们可整体辨证施治，于解决整体中化解局部之症。如止痛三针就可以涵盖其症。

钟文梅：

阴阳九针对于颈椎病的治疗是全息对应＋整体辨证论治，根据症状辨证配伍下针，治疗效果都不错，针简效宏案例不少。效果欠佳的案例需要从整体辨证与下针思路上去考虑。

颈椎为全身督脉升发之交通要道，从基础针法之飞龙在天、导龙入海（背三针），到止痛三针配伍，再到鼎三针强通络脉，针法配伍需个人灵活变通，辨证下针是关键。

余浩（任之堂主人）：

"诸颈项强，皆属于湿"，这里的项强，就是我们常见的颈椎不舒服，所以大多数患者感到脖子僵硬，我们扎针时就需要考虑湿邪这个原因，导龙入海就很重要了，因为这一针可以除湿啊！配合飞龙在天，疗效就很好了。

对于颈椎活动不利，其实针刺鱼际穴，就可以解决问题。

二、腰椎病痛

1. 余师案（女，41 岁，腰痛 3 年伴颈僵 1 年余案）

患者，女，41 岁。

主诉：腰痛 3 年伴颈僵 1 年。

辨证：背部气机不畅。

施针：飞龙在天 + 导龙入海。

疗效：留针 30 分钟，100% 缓解。

（熊广华编辑，2013 年 12 月 10 日）

点评

这是治疗腰背颈问题最经典最为常用的组合针法"背三针"，飞来导去（飞龙在天配合导龙入海）一升一降，构建背部周天循环，调畅背部气机。

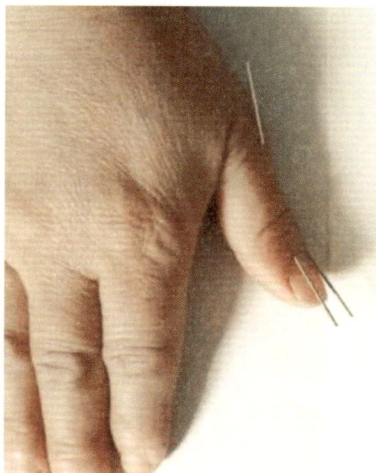

2. 余师案（女，53 岁，腰椎间盘突出，腰胀痛 8 个月案）

患者，女，53 岁。

主诉：腰椎间盘突出，弯腰受限伴胀痛 8 月余。

辨证：腰椎局部气血郁滞。

施针：止痛三针加强版。

疗效：留针时间不详，针后好转七成，下午反馈效果非常满意。

（赵静编辑，2016年11月09日）

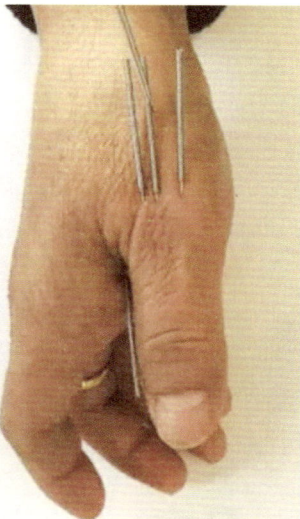

点评

鱼际组止痛三针，在余师手下再显神威！腰突引起胀痛，胀，就好像鼓胀的气球，气胀不通了。腰部飞龙加强针，把"气球"扎了三个洞，阻滞的气得以释放，腰胀立减。

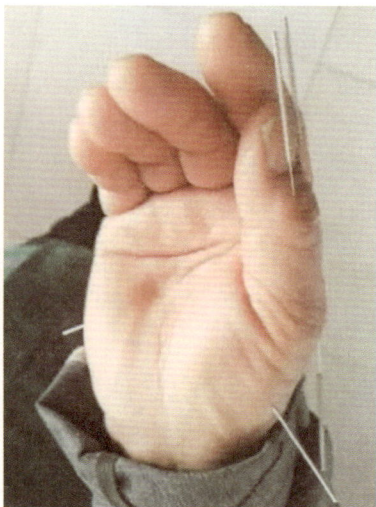

3. 学员案（女，70 岁，腰痛伴小腹痛 7 天）

患者，女，70 岁。

主诉：腰痛伴小腹痛 7 日。

舌象：苔白，舌下络瘀。

脉象：左寸弱，下陷，右寸关郁。

辨证：下焦寒湿，气机升发不利。

施针：飞龙在天 + 导龙入海 + 鱼际贴骨 + 逆右脉（下焦部位）。

思路：飞来导去调节体内气机，鱼际贴骨疏通全身关节，逆右脉（下焦部位）打开通道温通止痛。

疗效：留针时间不详，针后疼痛消失，身体轻快。

（山东群，王孟朝。门淑珍编辑，2016年12月01日）

点评

从证舌脉看，寒居下焦，寒邪阻络，郁闭阳气升发，所以可见腰痛，少腹痛，苔白，瘀络，左寸不足；阳不升则阴不降，暗合右寸关郁。导龙、飞龙升督阳散寒、去水湿。鱼际开周身之节是止痛之常法，孟朝兄擅用逆右脉清朗下焦，是一特点，手掌小指侧对应人体下焦！

4. 余师案（女，31岁，后背及腰腿痛4天案）

患者，女，31岁。

主诉：后背及腰腿疼痛4天。

舌象：舌淡，苔白腻，舌下络瘀。

脉象：下陷，右关郁。

辨证：湿瘀阻滞下焦，阳气升发不利。

施针：开地门 + 类飞龙在天 + 对应点。

疗效：留针时间1小时，针后症状缓解八成。

（赵静编辑，2016年11月02日）

点评

患者脉下陷，舌质淡，腰腿疼痛，考虑下焦阳气不足、气机升发不利，以开地门为粮草，补充下肢能量，以小指类飞龙振奋对应肢体阳气，此两者治本也。加对应针以改善局部气血循环治标也。标本兼治，用针精炼，效果明显。

5. 学员案（女，30岁，腰酸无力1年余案）

患者，女，30岁。

主诉：腰腿无力1年余。

脉象：尺脉空虚。

辨证：肾精气不足。

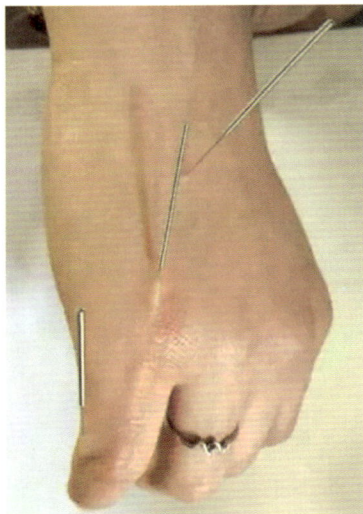

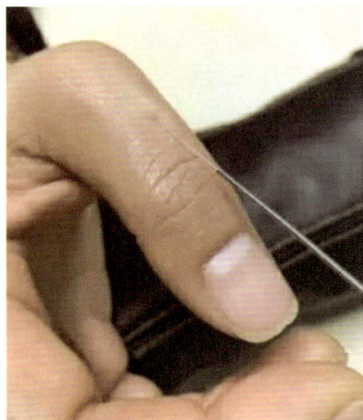

施针：倒飞龙在天。

疗效：留针时间不详，针入症状即消失。

（江苏群，王继东。朱惠英编辑，2016年12月08日）

点评

腰为肾之府也，腰痛多责之于肾。病人腰酸软无力，尺脉空虚，肾精气不足，一针倒飞龙，引阳气归入肾府，如此，下焦阳气得补，气化蒸腾，症消！可谓辨证用针精到！

6. 学员案（女，58岁，右腰及下肢痛半年案）

患者，女，58岁。

主诉：右腰部及下肢疼痛半年，头不适，耳鸣3天。

舌象：苔略白厚。

脉象：下陷。

辨证：湿阻下焦，阳气升发不利。

施针：止痛三针 + 开地门 + 阳池三生万物 + 类飞龙在天 + 叉3。

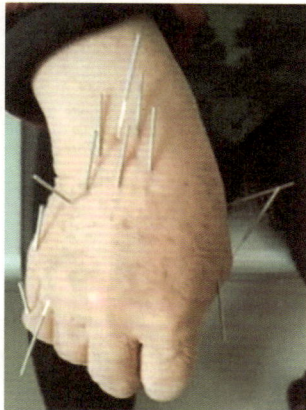

思路：止痛三针止痛，阳池三生万物升阳气，对应区类飞龙、叉3拉弓射箭，地门增加能量。

疗效：留针40分钟，腰腿疼痛大减，头部不适症状消失。

（山东群，王孟朝。门淑珍编辑，2016年12月18日）

点评

结合症状脉象，考虑病人湿阻下焦、阳气升发不足，故头部不适，耳窍空虚故耳鸣。止痛三针通调周身气血，阳池三生万物，从腰骶升阳，兼气化蒸腾水湿，下肢对应部位拉弓射箭，对应之法。诸针合力症消！

7. 学员案（女，52岁，腰痛5天案）

患者，女，52岁。

主诉：腰痛伴左下肢痛5天，畏寒，腰椎滑脱。

舌象：舌苔根白，舌下络瘀。

脉象：双寸弱，关郁。

辨证：寒湿瘀阻下焦，阳气升发不利。

施针：止痛三针 + 导龙入海 + 逆三生万物。

思路：止痛三针止痛，导龙排湿，逆三生万物凝聚能量冲破瘀阻。

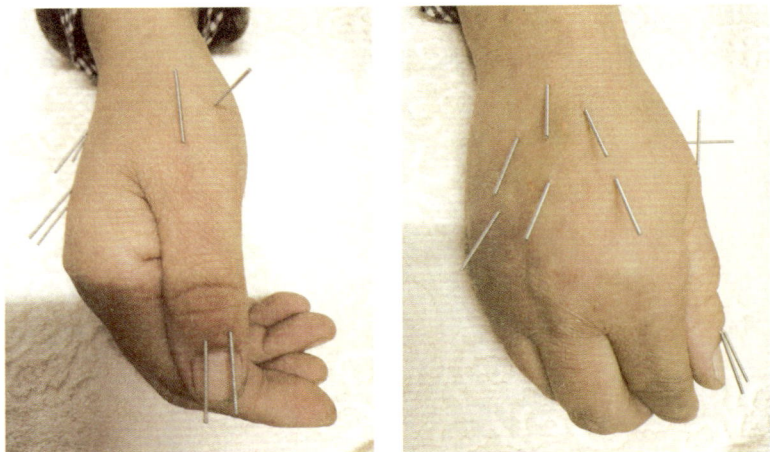

疗效：留针时间不详，针后诸症消失，身体感觉有热能游走。

（山东群，王孟朝。门淑珍编辑，2016年11月24日）

点 评

　　止痛三针止痛，见痛可用，无须多言。寒湿瘀，为病性。导龙入海大家注意此案的进针点和去向，针对病灶（腰、下焦），仍然是"导去"。逆三生万物，乃飞龙在天的九九归一，集合众力于一击，与导龙一起，"飞来导去"，不离病灶，一扶一驱，邪去病安。

小 结

（阴阳九针编辑部主编群）

蓝传恩：

　　腰椎问题，多数离不开寒、湿、瘀、气陷。总观成功案例，以止痛三针与背三针及开地门用得多，由此归纳出腰椎病症常用针为：开地门 + 倒飞龙到腰 + 倒导龙离腰 + 大叉通天彻地。（注：伴有腿脚症状者，可在对应手指处拉弓射箭法。）

钟文梅：

　　但凡腰痛均要考虑不通则痛、不荣则痛、不通则瘀、因虚致瘀、因郁致瘀。腰痛案例，证型多样，用针变化无穷而不拘泥。治疗分二类：

　　1. 治疗经验凭舌脉辨证下针：不足者升（升阳），太过者降（降浊），孰多孰少需明辨；阳升则浊降，阴阳平和。

　　2. 不懂舌脉不懂辨证用针，就把"湿毛巾的故事"（详见《任之堂医理悟真记》）运用在治疗腰痛上。腰痛就用背三针：飞龙在天加强升发阳气（本人经验：

中间一针用长针扎全飞龙；左右二针用一寸针疏导局部）；导龙入海运化水湿之气（浊气），使体内水湿均匀输布。若气血不足、气机流转缓慢之老年人或久病者，添加补益之品效果更佳，标本同治，维持疗效。若病程短、起病急、正气足者，添加局部全息对应疏导即可起效。

张昭一：

腰痛，不外筋伤骨错，风寒湿痹。无论哪种病因，对应处施针都适用；筋伤骨错的，鱼际松节；风寒湿痹，导龙可排除水湿，这三针就是冲锋陷阵的尖兵。其他针都是为这几针做后勤服务的，有一级粮草针小周天组合、阳池三生万物等；二级粮草针开四门调动先天能量。

李根生：

腰椎病九针治疗的思路：大而言之，所有脊柱、关节疼痛，多是属于痹痛范围，风寒湿三气杂至，合而为痹。多数局部疼痛一般是局部寒湿滞留产生的，那我们只需开挖排水沟把积水排掉，让太阳出来将水湿蒸发掉即可寒湿去！也就是说我们只需要在局部造成一个利水湿、阳升腾的格局即可！纵观各案例，导龙（正或倒）开渠利水，飞龙（正或倒）引阳化湿，这个格局有了，水去寒散。这是原则，至于具体针法是整体还是局部，利水多还是引阳多，大家可灵活应用！不过，疼轻麻重木难医，对肢体麻木久病，短期内取效尚难，需要一段时间的巩固治疗。

王少伟：

不管是颈椎不适还是腰椎不适，从脊柱的平衡角度来说，它们是一体的，所以只要一个平衡打破了，颈椎痛了，腰椎病痛也会并见，所以之前的颈椎病专题和现在的腰椎病专题用针其实有很多相似之处。升阳去湿，止痛三针是首选，背三针飞龙配导龙，倒飞龙配导龙，都能收到非常好的效果。腰部不适常可以用局部的倒飞龙加倒导龙，疏通腰部气机，症状自然缓解。鱼际贴骨松全身关节亦是常用配针，"诸筋者，皆属于节"，鱼际开节一针用好了就可以解决很多痛症了。阳池穴的三生万物对腰椎疼痛效果也很不错，而且这里还是另一个腰骶部的全息对应区域。骨病的问题多是风寒湿引起，症状也多以疼痛和活动受限为主，阴阳九针对痛症往往都能够快速起效，配合患者活动疼痛部位，拍打患处效果很快。

王孟朝：

腰椎病痛的病因病机复杂，如肾脏疾病、腰椎骨质增生、骨质疏松、腰椎小关节紊乱、腰肌病变、各种腰部韧带病变、盆腔病变等均可导致不同程度、不同表现的腰腿疼痛。通过近八个月采用阴阳九针治疗许多疼痛患者，已有大量临床痊愈案例证明任之堂余师所创道家针法阴阳九针的疗效确切，施针针法灵活，导龙入海配合飞龙在天针法，可以治疗督脉和膀胱经不通的所有腰背疼痛！辨证根据病痛情况施针，选用局部对应部位，三生万物，逆三生万物，逆左右脉、海上明月及各种阴阳九针变化针法，只要勇于实践，疗效是肯定的！

余浩（任之堂主人）：

腰痛的治疗要领有以下几点：

1. 扎好飞龙在天和导龙入海，因为这两个组合，可以疏通整个背部。

2. 对于慢性病，身体比较虚弱的患者，可以扎地门，来调动储备的能量。

3. 如果病情迁延日久，可以在第四五掌骨之间，反复推寻，找到结节，用针疏通这些结节，就可以解决问题。

三、肩关节病痛

1. 余师案（女，54 岁，肩周炎 3 年案）

患者，女，54 岁。

主诉：右手不能抬举过肩伴手腕肿大 3 年余。

病史：肩周炎病史 3 年。

舌象：舌暗淡，舌苔白，舌下瘀。

脉象：脉滑，关郁。

辨证：湿瘀阻滞，局部气机不通。

施针：食指鼎三针，中指对应肩关节处拉弓射箭（其中类飞龙一针从阳池处接力过关节），鱼际贴骨针。

疗效：留针时间半小时，针后即可抬举过肩。

（赵晓勤编辑，2016 年 11 月 15 日）

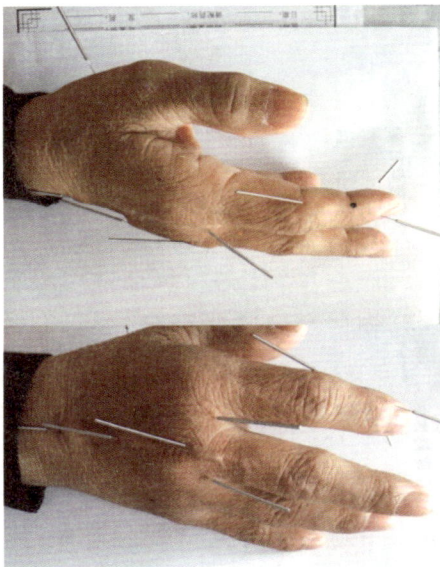

点 评

肩周炎是食指鼎三针的适应证，鱼际针开关节调气机。手背即拉弓射箭，飞龙在天（箭）三箭衔接波波加力，相对于中指，这就是典型的飞来导去（阳龙向中指飞来，水龙从中指飞走）。中指可以同时全息对应全身、头颈部、上肢，兼顾多面，所以以中指为调理部位，是比较明智的选择。湿、郁、虚，是余师选择背三针（拉弓射箭）的原因。

2. 学员案（男，52岁，右肩疼痛伴抬起困难2年余案）

患者，男，52岁。

主诉：右肩部疼痛伴抬起困难2年余。

辨证：肩部气血郁滞。

施针：食指鼎三针 + 鱼际贴骨。

思路：鱼际贴骨应对关节疼痛，鼎三针应对肩部疼痛。

疗效：留针1小时，针后肩部可抬起转动，疼痛明显减轻。

（山东群，孙利。赵静编辑，2016年12月05日）

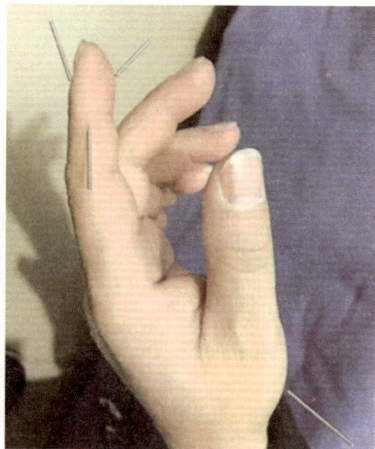

点评

鼎三针借助喉轮的力量以及传统经络大肠经所过之处，一针引阳入阴，一针引阴入阳，一针贯通阴阳，构成阴阳冲，负阴抱阳、从阳引阴、从阴引阳，冲气为和，上下平衡、左右沟通，何患病痛不除？再加鱼际一针松全身关节，肩周部位自然轻松！

3. 学员案（男，26岁，左肩颈疼痛4小时案）

患者，男，26岁。

主诉：落枕后左侧颈肩痛4小时。

辨证：局部气血郁滞。

施针：小飞龙在天 + 小导龙入海 + 鱼际贴骨。

思路：落枕后头部活动不利，多因睡觉姿势不当或感受风寒，用鱼际贴骨动气针法两分钟，再用局部针法调气。

疗效：留针20分钟。针后活动幅度已近正常，稍有不适，留针后缓解九成。

（北京群，李根生。李根生编辑，2016年11月29日）

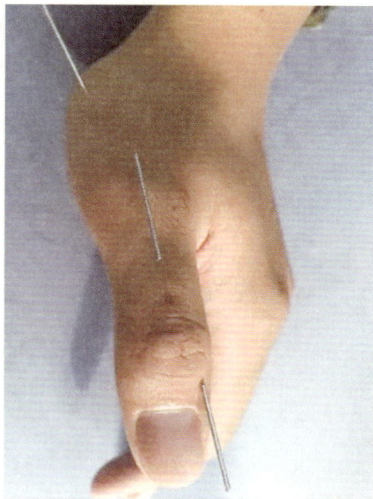

点 评

落枕，病因不出筋、骨、气三点，本案鱼际开节调骨，导龙入海祛水湿松筋，正飞龙升阳，三因兼顾，用针精简，可作为专病经典案例推广！

4. 余师案（女，48 岁，肩周炎颈椎病 5 年案）

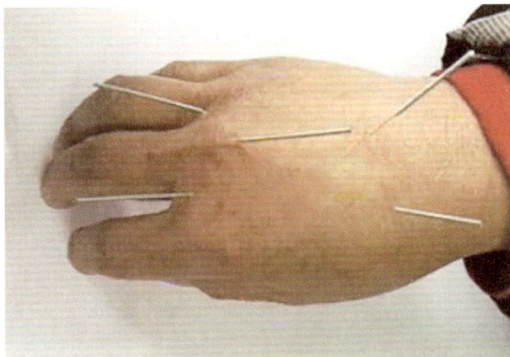

患者，女，48 岁。

主诉：肩周炎，肩部肿麻，颈椎病 5 年余。

舌象：苔白腻，边齿痕，有瘀点。

脉象：双尺伏，沉紧滑。

辨证：寒湿瘀阻，局部气血郁滞。

施针：开合门、人门 + 对应区拉弓射箭。

疗效：留针时间不详，针后症状立即消失。

（刘鹏飞编辑，2017 年 02 月 17 日）

点 评

合门、人门打开阳气之门，拉弓射箭的同时去除体内水湿，升阳去湿正对舌脉。中指看成头部，两边也可以看成肩颈，颈椎不适、肩周不适自然解除。合门可以打开胸中之气，人门打开中焦之气，借中指类飞龙一针阳气迎头而上，头肩颈气畅症消。

5. 学员案（女，56 岁，右肩痛 2 年案）

患者，女，56 岁。

主诉：右肩痛 2 年，加重伴不能平举、后伸 6 月余。

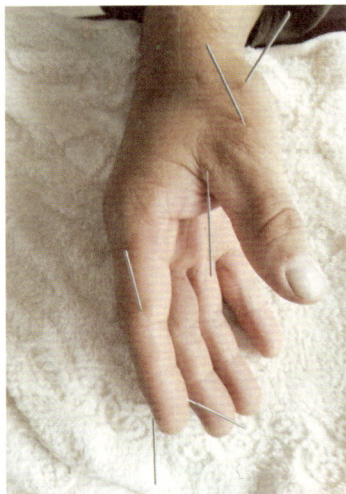

舌象：舌淡暗，苔白腻。

脉象：脉沉略紧。

辨证：阳气不足，寒湿阻滞。

施针：止痛三针＋鼎三针。

思路：患者 50 以后阳气虚损，加上劳累，寒湿入侵，使得疼痛更甚，当升阳开节，疏通经络。

疗效：留针时间不详，给予 6 次治疗，回访痊愈。

（安徽群，孟道。邢莉编辑，2016 年 11 月 30 日）

点 评

肩周炎治疗两组针法组合用针，疼痛消除。随着年龄增长，阳气衰微，若配合开天门来增加阳气供应，应该可以缩短治疗周期。

6. 学员案（女，54 岁，右臂疼痛抬起困难 1 年案）

患者，女，54 岁。

主诉：右臂疼痛，抬起困难 1 年余。

舌象：舌淡，苔白润。

脉象：脉沉少力、下陷。

辨证：阳气不足，寒湿阻滞。

施针：开合门＋食指鼎三针＋中指拉弓射箭。

思路：开合门补充上肢能量，又 1、2 类导龙组合引导能量流动，鼎三针对应不适部位。

疗效：留针时间不详，针后痛感消失。

（山东群，王孟朝。门淑珍编辑，2017 年 02 月 17 日）

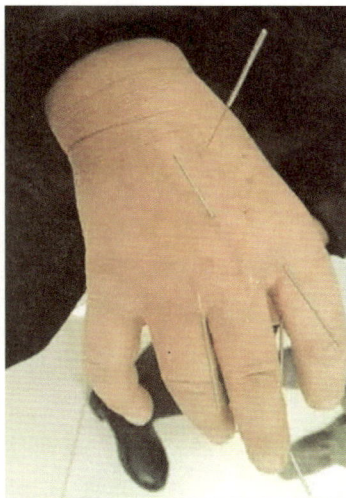

点 评

首先看四门，四门包括天门、合门、人门、地门。天门主管头面、胸背；合门主管胸背上肢；人门主管腹背，中焦脾胃肝胆；地门主管少腹骶尾及下肢。开相应之门就可以释放对应部位能量。

其次看拉弓射箭，此针是阴中求阳之典范，两针类导龙入海，将水湿等阴性能量引导到四门附近，在四门处气化，加上相关之门打开，又释放部分能量，再用中间一针，如箭射向患处。上下肢四个指头都可应用此法！

最后，我们分析一下中指附近的全息对应：

第一，对应上肢，左中指对应左上肢，右中指对应右上肢，所以，治疗上肢疾病可以选用，这是常法，作用同前面分析！

第二，如果将手掌立起看成人体，指端为头，掌根为腰骶，中指位于手指中间，也处在手掌中线，掌指关节背侧处对应人体颈背结合部，两侧对应肩部。颈肩不适就可以用此类针法，作用同前面分析！

—— 小结 ——
（阴阳九针编辑部主编群）

李根生：

肩周炎西医称五十凝肩，中医属痹症范畴。当然也有肩部拉伤、挫伤等。风寒湿三气杂至，合而为痹，经络所过，气血不通。此病痛，阴阳九针治疗总结起来有以下几点：

首先，止痛三针可打底，有明显气血不足者，可配合开合门、人门。久病多虚，久病多瘀，肩周炎多病程较长。

其次是加减针法：一是拇指肩部对应区可飞龙加强，导龙去湿。二是中指龟全息对应区域拉弓射箭。三是同侧食指鼎三针加减其他针法。四是在食指中指对应肩关节区入针，拉弓射箭。

最后注意两点：一是对应区入针时要明确疼痛位置是肩前，抑或肩外侧，抑或肩后部，精确对应入针，效果更好；二是鼎三针可留作后手，他针不效可加用。

蓝传恩：

肩关节病，病位在天部，天部内脏有心肺，尤其是肺，更接近肩膀。肩颈问题多在阳经，手大肠阳明经与肺相表里，受累的概率更高。

针鱼际，"肺主治节"，此处指肩关节。针食指，调节多气多血的阳明大肠经，借以助肺治节平衡阴阳，尤其适合肩膀疾患偏重于右肩者（左升右降，大肠腑主降）。针中指根，心包之路途，又是颈肩全息部位，强心气旺心血，也可曲径通幽，尤其病位偏内近颈或兼有颈椎不适者。故综合看，鱼际、食指、中指下是肩周炎特效的三个下针部位。

至于要不要用鼎三针、拉弓射箭、鱼际鼎，可视具体情形取舍，三部合攻，说不定已经形成了一个以部构成的鼎三部，够效力非凡了。开门可在对应的指针下，不一定固定要开天门人门，以兼顾对应所针手指和靠近拇指侧为选门原则，似乎更妥当些。

"食鼎鱼鼎或拇颈，中指之下肩痛停"。

张昭一：

肩关节痛，与膝关节痛类似，都属于四肢筋骨痛症，阴阳九针常规治疗思路可参见膝关节痛专题。

建议针法：于病位对应经络（经筋）井穴处施以鼎三针，配合肩部全息对应区拉弓射箭，伴随多关节症状的酌加止痛三针，尺脉弱的加开合门，伴颈椎症状的加开天门。

王孟朝：

自运用余师阴阳九针针法临床数月来，曾治疗许多肩关节病变患者，以拉弓射箭针法疗效最为显著，已得到了很多患者的认可。

拉弓需要有力，射箭需要射得远并且准。如何才能做到拉弓有力？每遇疼痛日久、体质偏虚患者首先要打开合门或人门迅速增强能量，然后施针拉弓射箭针法，效果很好，一般都能立竿见影！如果联合施针鼎三针治疗肩关节疾病，疗效更加神奇！

三足为鼎，鼎力相助，一言九鼎，悟透"鼎"字含义，非常重要！阴阳九针之鼎三针，一针从阳引阴，一针从阴引阳，一针走阴阳分界线，沟通阴阳！可以迅速修复对应肩关节病灶的气血分离状态，使肩关节疼痛患者疼痛立即缓解，肩部不能上抬患者施针后大多可以立即正常抬举。实践中如联合鱼际贴骨针打开全身关节更能增强疗效。

钟文梅：

阴阳九针治疗病因明确的肩膀痛用针原则：

病程短、正气足、疼痛固定、无其他基础疾病与伴随症状，可以使用常规的特效针法如：止痛三针、食指鼎三针、拉弓射箭、全息对应等。

病程长、疼痛位置放射或游走性、年龄大、久病体弱之人、伴随其他病变者，必须结合实验室检查，中医四诊合参辨证配伍用针，兼顾基础或主要疾病，配合其他物理疗法、内服外用药物等，循序渐进缓缓收功。辨证整体调整如周天循环、气血六针（开四门＋周天循环）、祛邪扶正等针法配合特效针法，效果才能够显现。这也就是有些人说的为什么一扎针就缓解，针后几天又反复或没有效果的原因所在。

余浩（任之堂主人）：

肩周不舒服可以采用拉弓射箭和食指鼎三针，效果都不错，但是在运用的时候，尤其是射箭这一针，必须要看肩周疼痛的部位，进针点与患处，借用全息理论，两者要一一对应，不然效果就稍差些。

长期慢性病患者，可以扎天门和合门，开仓放粮，再来针对患处下针，疗效就可以得到保证。

四、膝关节病痛

1. 学员案（女，45岁，左膝关节积液案）

患者，女，45岁。

主诉：左膝关节积液，无法下楼，时间不详。

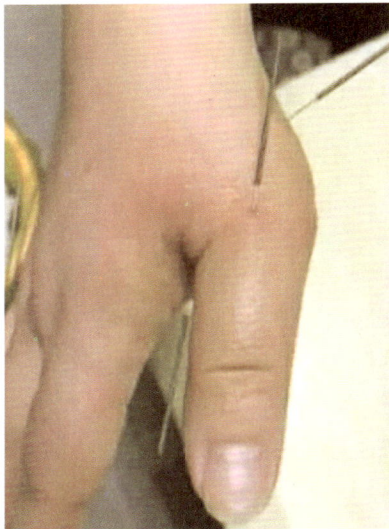

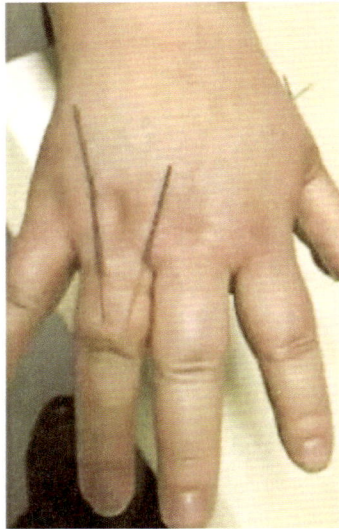

舌象：舌淡，苔白根腻。

脉象：沉滑少力。

辨证：阳气不足，湿邪郁阻。

施针：止痛三针＋关节对应针＋委中刺血。

疗效：留针30分钟，针后疼痛大减，下楼轻松自如。

（江苏群，王继东。朱惠英编辑，2017年01月09日）

点 评

委中刺血减压，止痛三针松节止痛，对应点针靶向引导能量，三法合用取效良好。

2. 学员案（男，72岁，左膝关节疼痛案）

患者，男，72岁。

主诉：左膝关节疼痛月余。

舌象：苔白略厚。

脉象：双关郁，弦。

辨证：湿阻气机。

施针：鱼际贴骨＋类飞龙在天＋左膝对应区。

思路：鱼际贴骨开关节，局部类飞龙、局部对应针调膝部气机。

疗效：留针时间约 30 分钟，针后疼痛消失。

（山东群，王孟朝。门淑珍编辑，2016 年 12 月 16 日）

（点评）

单从左膝痛看，作者用鱼际贴骨开通周身之节，对应区类飞龙，左膝内侧一针对应疼痛处，局部构成气机循环。我们也可开阔思路，膝盖位于下肢中间，以中对中，加之脉见关郁、弦，提示中焦郁堵不通，也可以尝试以中治中，如大通天彻地、针通人和之类。

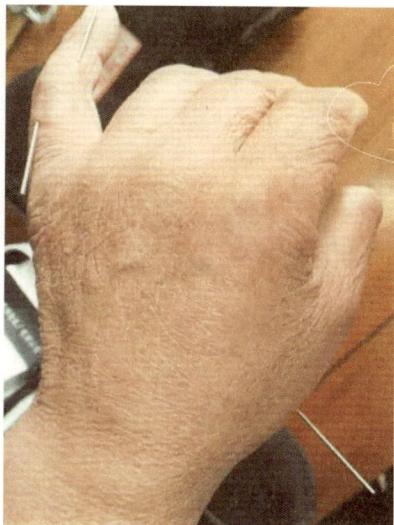

3. 学员案（女，53 岁，左膝关节蹲下起立困难案）

患者，女，53 岁。

主诉：左膝功能障碍，蹲下起来困难 1 月余。

舌象：苔白略厚。

脉象：下陷。

辨证：湿阻阳郁。

施针：对应区类飞龙在天＋类导龙入海＋开节针（在膝关节对应部位提捏起关节皮肤横刺一针）。

思路：对应区飞来导去调气机。

疗效：留针 40 分钟，针后蹲下起来轻松自如。

（山东群，王孟朝。门淑珍编辑，2017 年 03 月 13 日）

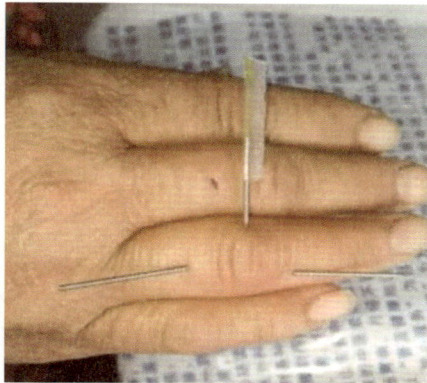

（点评）

左膝痛常规会用止痛三针，开人门、地门，拉弓射箭等。本案着眼局部循环，开节打底，通畅局部，飞龙导龙一气周流。其实，局部里面有整体，整体由局部组成，局部的一气周流也是整体的一气周流，更是执中之法！

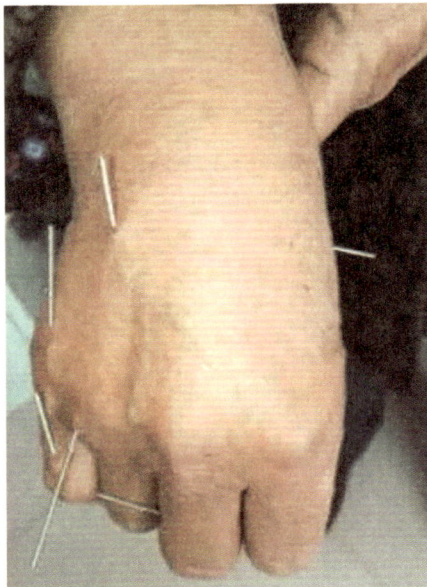

4. 学员案（女，65岁，右膝痛案）

患者，女，65岁。

主诉：右膝因劳力不当损伤疼痛，走路困难，加重1天。

舌象：舌淡苔白略厚，舌下络瘀。

脉象：下陷。

辨证：寒湿瘀阻，阳气不足。

施针：鱼际贴骨＋开地门＋开节针＋叉3＋类飞龙在天。

疗效：留针15分钟，针后膝部轻松，痛感减轻。

（门淑珍编辑，2017年01月21日）

点评

此案例看点在用针章法上，右膝痛，常规思路多用止痛三针加局部类飞龙，此案以鱼际一针开通周身之节，为全局针法基础。紧接着开地门加强局部能量，类飞龙、叉3相当于局部拉弓射箭，引阳气至病所，最后局部开节，调动隐藏在膝盖的能量，环环相扣！

5. 学员案（女，20岁，右膝不适伴不知饥咽痛案）

患者，女，20岁。

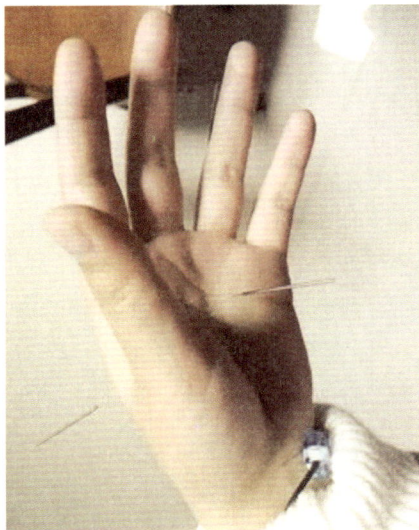

主诉：右膝外侧似有滑膜炎，疼痛不适，伴不知饥1周，近2日咽痛。

病史：近半年反复痞满不知饥，右膝问题曾自行用拉弓射箭治疗，改善不明显。

舌象：舌淡红，苔白。

脉象：右关郁大。

辨证：胃失通降。

施针：劳宫透＋第二掌骨中点强刺激＋右膝对应区。

疗效：留针30分钟，嘱其一边按揉胃脘一边活动右膝，针后症状明显好转，咽痛消失。

（湖南群，熊广华。王兰编辑，2016年11月13日）

点评

本例膝痛伴不知饥，痞满，右关郁，虽为痛症，病机确非筋骨之伤，原采用拉弓射箭组合不效可以佐证。现整体辨证，抓住胃失通降，中焦不和的病机，膝胃同为中，以中治中，治胃以调膝，是真正的中医思维，值得大家学习。痛症治疗，不能仅仅停留在见痛治痛的层面，尤其要关注伴随症状，四诊相参，整体分析辨证，才能充分发挥阴阳九针的作用。

6.学员案（男，20岁，双膝发凉伴痞满案）

患者，男，20岁。

主诉：双膝发凉伴痞满1年余。

舌象：舌淡红，苔白略腻。

脉象：右关郁大而缓。

辨证：中焦阻滞。

施针：内劳宫透外劳宫+双膝对应区拉弓射箭。

思路：膝者，下肢之中也，胃者，人身之中也，以中治中，胃膝相应。

疗效：留针30分钟，嘱其一边按揉胃脘部，一边活动双膝，针后痞满消，双膝凉已不显。

（湖南群，熊广华。林永乐编辑，2016年12月01日）

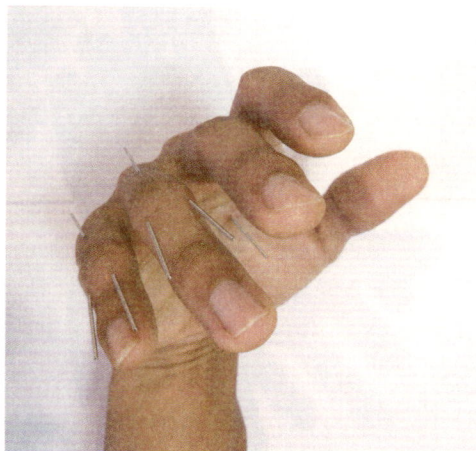

点评

常理推之，见此证会用止痛三针及膝部对应部位拉弓射箭等法。此案右关郁大而缓，中焦郁堵已成事实，治疗抓住膝为下肢之中，对应人体脾胃之中，中中相应，平脉辨证用针，仅一针内劳宫透外劳宫，直取中州，令人拍案叫绝，回味无穷！

--- 小结 ---

（阴阳九针编辑部主编群）

蓝传恩：

纵观六例膝盖痛病案，基本都有止痛三针和以中治中针法的影子。

在患肢全息对应的指掌关节处扎拉弓射箭，相当于以这根手指全息对应头部时扎飞龙和类大通天，加上以中治中调节全身气机的鱼际针，不就是止痛三针吗？仅仅扎的不是余师第一次公布的位置而已。

下 篇　阴阳九针实操：案例精选　　疼痛类病症

以中治中针法可以同时对应治疗所有的中，包括躯干的中脾胃，腿中膝盖，臂中肘部，背中腰，等等。劳宫透以中治中，可使人体气机恢复左升右降、后升前降的周天流转。如果把宫看成宫殿即一片，而不是一点，便可以把劳宫透扎到"患指"下的某个四门，甚至扎到四门附近劳宫范围的堵塞点，那这个劳宫透就太多叠加效应啦！

李根生：

膝关节为筋之府，肝主筋；膝肘关节位居四肢中间，对应人体脾胃中焦。所以，膝关节有问题者，关脉多郁。

九针治疗上共性有三：一是可以选用止痛三针，单用或打底配合其他针法；二是对于关郁左寸不足，右寸上亢，可选春风拂柳，以中治中，针通人和，或双手劳宫透，单用或打底；三是可选用局部对应区拉弓射箭，开通局部气机！

王孟朝：

近十个月来，我曾用阴阳九针针法治疗了许多久治不愈的膝关节疼痛病例，效果很好。小结如下：

拉弓射箭针法，膝关节对应部位导龙入海联合飞龙在天（局部升降循环针）；开节针法，即在膝关节对应部位提捏起关节皮肤横刺一针；开地门联合对应部位拉弓射箭；止痛三针或鱼际贴骨针；右关郁大明显者施针劳宫透以中治中。

以上几种阴阳九针针法可在临床中灵活应用，再根据病情选用余师所创养筋汤联合治疗，定会有满意效果！

张昭一：

本病治疗要以经筋为纲，与经脉、脏腑、阴阳气血辨证相结合。阴阳九针治疗膝痛可有以下三个考虑方向，供大家参考：

1. 能量角度，排兵布阵

粮草补给类：开四门，小周天，阳池三生万物；

组合阵法类：止痛三针，拉弓射箭；

滑利关节类：鱼际针，开节针；

靶向针：全息对应点单针或群针。

此类针法应用不需辨证，可直接多针法排列组合直接应用，譬如：年老体弱脉弱的，首先开四门，小周天备齐粮草能量；有明确痛点的，先止痛三针全局止痛，再在手全息对应关节处拉弓射箭局部止痛；再加上痛点的对应点针靶向导引能量流动；关节肿大屈伸不利的，更可以在全息对应关节处再针开节针打开关节间隙。

2. 力学角度，辨构论治

人体是个复杂的受力结构体系，每一个部位病变，都有其相应的经筋力线、生物力学传力途径等系统性的影响。膝关节是全身最强大的关节，其发生病变除了外伤很少由自身原因引起，治疗时要虑及膝关节上下游的腰胯、足踝损伤等，如能辨构下针，更能事半功倍。

3. 脏腑角度

肾主骨，肝主筋，脾主肉，膝痛治本，与此三脏密切相关。尤其是膝痛合并内科病症的，更要结合脏腑气血阴阳辨证，平脉下针。譬如案例中合并脾胃不适，脉象关郁的，采用以中治中，守中针法等针对性下针，也取得了非常好的疗效。更何况全息相应，膝为腿中，脾胃中焦为中，也体现出针法的同气相求之意。

熊广华：

膝关节之病变，临床多见，属颈肩腰腿疼痛之范畴，以中老年人居多。现浅谈对该病之认识、治疗和养护。

1. 认识

膝关节之问题，从中医角度看，考虑 3 点：

膝为筋之府，肝主筋，肝藏血。膝关节病变，与肝血不足，血不养筋有关。

膝为下肢中间段，根据无处不全息、相对完整的局部全息论，取下肢为全息，此时膝对应人体中焦，尤其与胃关系密切。膝、胃，同为中，中中相应，同气相应、相感，亦可同气相求。

膝为人体八大关节之一，关节为屈伸转折处，此处正气易郁堵、邪气易停留，《内经》称为"八虚"，并有拍打吊痧疗法。同时，关节又是储存能量之所，尤其大关节更是能量仓库，关节若不利，则能量出不来。

2. 治疗

用阴阳九针治疗膝痛，有几种思路。

局部考虑：局部对应区一针以通之或予开节针，或局部二针构成升降循环，或局部对应区三针组合取拉弓射箭法（建议针尖抵骨膜，效果更好）。

整体考虑：予鱼际贴骨行针，以松节止痛；予春风拂柳或针通人和、第二掌骨中点、劳宫透针法，以调肝、调胃。

此外，可以结合腘窝处拍打吊痧疗法。通过拍打出痧，既可散有形邪气以解郁堵，又能调动关节之能量。先拍打，再予用针调气，或可事半功倍。或者留针之时，予拍打吊痧。

3. 调护

少熬夜，减少面对手机、电脑、电视时间，少思虑，以保养肝血。

忌生冷寒凉、油腻之品，少吃水果、牛奶、酸奶，饮食有节，以保养脾胃。运动得法，保护膝盖。

余浩（任之堂主人）：

基本上该总结的，大家都总结了，有人提出配合腘窝处拍打吊痧，这是好思路，但为什么不在腘窝对应的手指区域，扎上一针呢？奇迹也许就会产生！

五、其他四肢关节病痛

1. 学员案（女，53 岁，足跟痛案）

患者，女，53 岁。

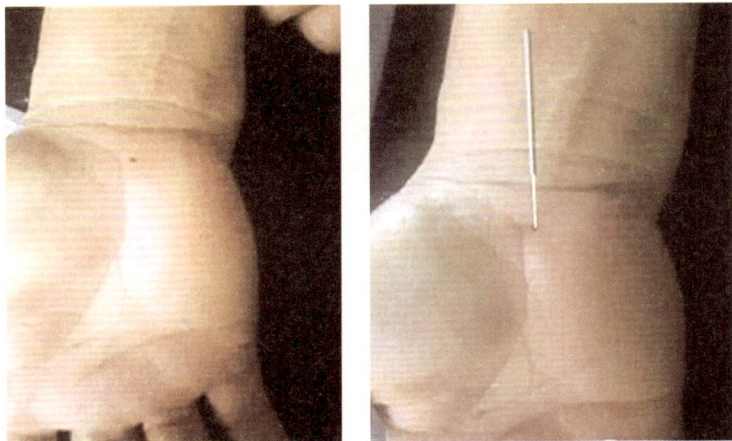

主诉：足跟痛 3 个月。

辨证：局部气血郁滞。

施针：大陵海上明月异常点进针。

疗效：留针 20 分钟，针入痛减，起针后痛消。

（广西群，熊名权。赵晓勤编辑，2016 年 10 月 27 日）

点 评

足跟疼痛，以海上明月变针之大陵治疗，总是效如桴鼓，经得起多次验证，可总结为经验之法，感恩分享。知其然，更需知其所以然，以足跟与掌根相应，取象思维也。同时要注意，左足跟痛取之右手，右足跟痛取之左手，

《内经》云：从阴引阳，从阳引阴，以左治右，以右治左；上病下取，下病上取之。此案例还有特别值得学习之处——选异常点（黑痣处）下针。余师曾言："用心查看下针之处，或条纹，或米字纹，或黑点等，瞪眼照邪气，无处可藏身。珍惜每一针，下针必有应。""所有手上的疤痕，都可能是疾病的成因；所有深刻的纹理，都是病气久留的反应；所有温度的差异，都是阳气不到的表现。没事多看手，处处有发现，一叶可知秋，心静生慧眼！"以上余师之言，供大家再去细细品味与琢磨。

2. 余师案（男，45岁，双脚后跟痛伴右脚外踝痛案）

患者，男，45岁。

主诉：双脚后跟痛，伴右脚外踝痛2个月。

辨证：局部气血郁滞。

施针：脚踝对应区用针。

疗效：留针时间不详，针后疼痛立止。

（赵静编辑，2017年01月05日）

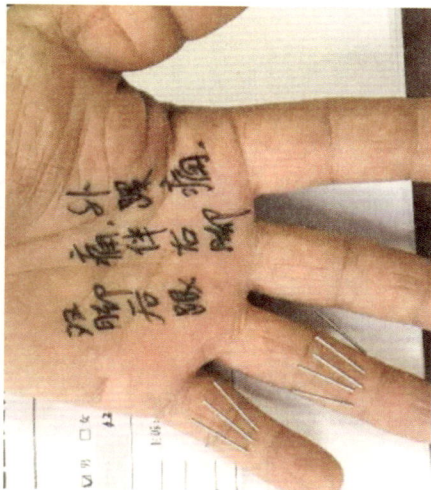

点评

锁定病灶，直捣黄龙，是最基本最直接也非常有效的思路。

3. 学员案（女，57岁，左脚踝外侧痛数日）

患者，女，57岁。

主诉：左脚踝外侧疼痛数日。

辨证：局部气血郁滞。

施针：小指疼痛点进针。

思路：体针无效后，扎针前先在小指上用牙签或小棒按摩，寻找敏感点，入针。

疗效：留针时间不详，针后活动左踝，5分钟后疼痛缓解八成。

（天津群，李青。韦慈宇编辑，2016年10月28日）

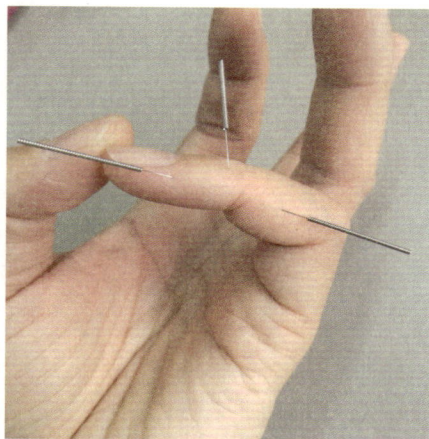

点评

此案例中，特别值得回味之处是扎针前，先在手指上用牙签或小棒按摩，以找到敏感点，然后下针，这就是我们传统针灸施治时，非常重要的"揣穴"思想。穴位或经络走行，在大概的解剖定位确定后，更重要的是在附近去找、去寻、去揣，去体会异常之感，然后施针，此环节不可少也，穴位不是解剖定即可，更需要去找、去感受。

4. 学员案（女，22 岁，左脚踝损伤 8 年案）

患者，女，22 岁。

主诉：左脚踝损伤 8 年余，经常疼痛，行走加剧。

辨证：局部气血郁滞。

施针：止痛三针 + 大陵海上明月。

疗效：留针 1 小时，针后痛止，为防止复发，次日同方加小指对应点巩固。

（云南群，李薪。杨清编辑，2017年01月19日）

🔘 点 评

止痛三针，经典的组合，大陵对应足跟，组合用针，疼痛自消。

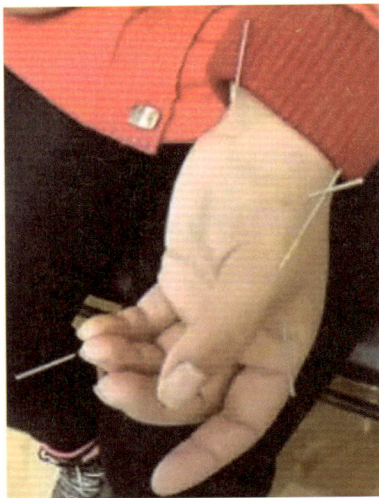

5. 学员案（女，19 岁，双脚及足跟疼痛案）

患者，女，19 岁。

主诉：双脚及足跟处疼痛 1 周（外伤）。

脉象：双尺脉下有细弦之象。

施针：双侧大陵海上明月 + 局部对应针。

效果：针入痛减，留针约 20 分钟，100% 缓解。

（湖南群，熊广华）

🔘 点 评

局部外伤，对症治疗即可。大陵穴对应下焦足跟处，外伤导致此处疼痛，为气滞血瘀不通则痛，施针以通之，通则不痛。深入思考，全息取象，局部相应，同气相感，气至则效，值得推而广之。

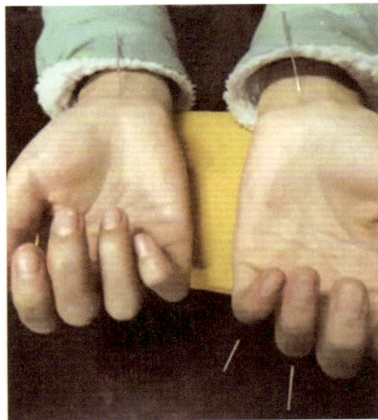

6. 学员案（女，62 岁，左下肢阵发麻木案）

患者，女，62 岁。

主诉：左下肢阵发麻木 1 月余，多方治疗改善不显。

脉象：细涩，右关郁，左脉下陷。

辨证：精气不足，清阳不升，胃气壅滞。

施针：飞龙在天＋大叉通天彻地＋对应肢体拉弓射箭。

思路：四肢问题，拉弓射箭为常规用法。整体而言，小周天（飞龙＋通天）使气周流循环。

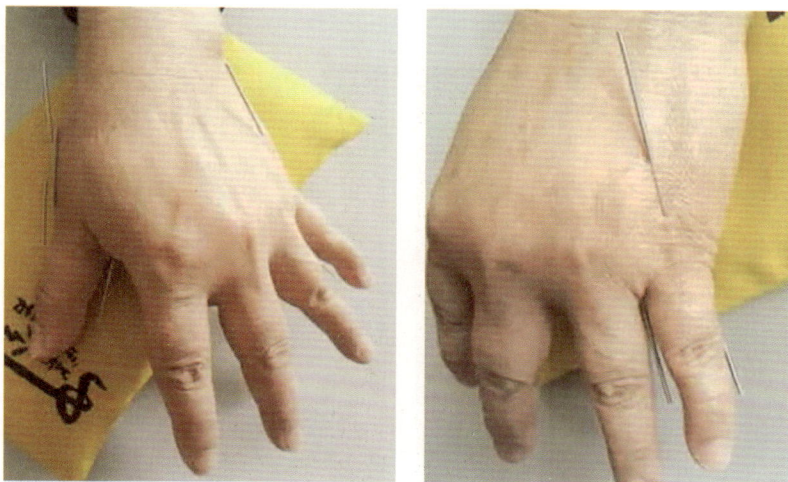

疗效：留针60分钟，嘱留针期间活动下肢，针入腿麻已不显，三日后反馈好转八成。

（湖南群，熊广华。刘鹏飞编辑，2016年12月07日）

点 评

基础针法，对症治疗都是安全有效的，但能与脉象结合，高效调动人体气机运转，就上台阶了，这是阴阳九针入门后努力的方向。

7. 学员案（女，58岁，背部肩胛间区痛3年余）

患者，女，58岁。

主诉：肩胛间区疼痛3年余，痛连肩、胸部，心电图无异常。

辨证：局部气血郁滞。

施针：背部对应区三针＋大叉通天彻地。

疗效：留针20分钟，治疗3次，随访未复发。

（北京群，李根生。王韬编辑，2017年01月03日）

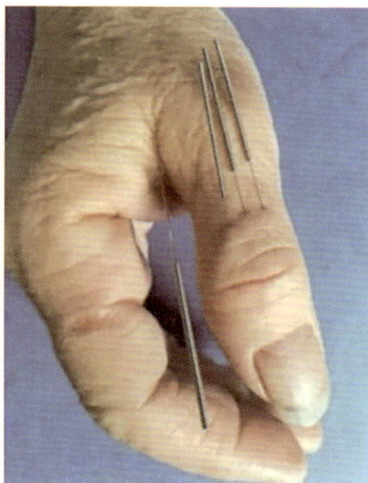

点 评

3年顽固疼痛，仅针3次，霍然而愈！本案例施针疼痛对应区加强针与通天彻地变针大叉穴阴阳循环形成小周天，且特别提示心电图正常，足见医者辨证施针，经验丰富！

8. 学员案（女，73岁，髋关节伴双膝关节疼痛案）

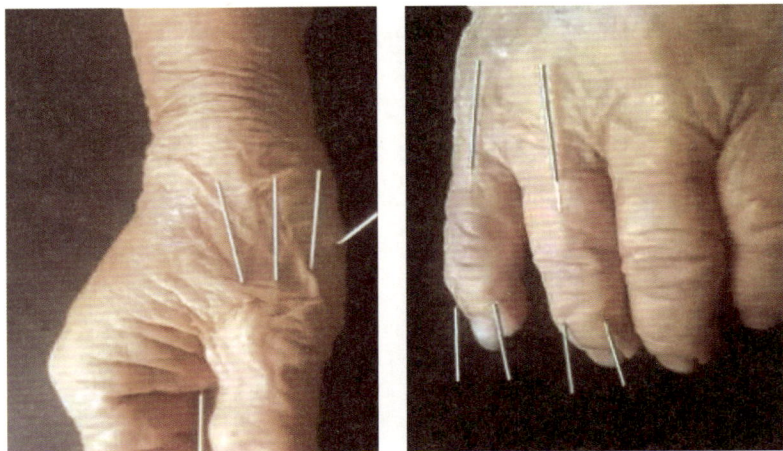

患者，女，73岁。

主诉：髋关节、双膝关节疼痛，行走蹲起受限2年余。

辨证：局部气血郁滞。

施针：对应点拉弓射箭＋止痛三针加强版。

疗效：留针1小时，次日反馈已能自行上下楼梯。

（广西群，熊名权。赵晓勤编辑，2016年10月27日）

点 评

此案例中，运用了余师三个经典组合针法，通用止痛三针、止痛三针加强版、拉弓射箭，这是熟练阴阳九针之体现，值得学习。

9. 学员案（男，48岁，左侧股骨头坏死案）

患者，男，48岁。

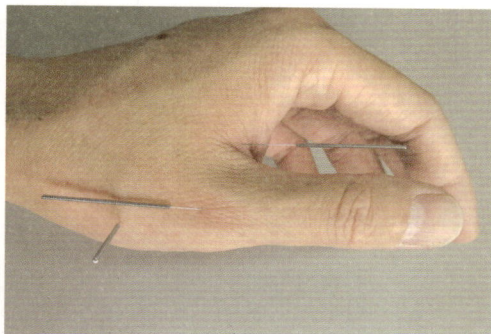

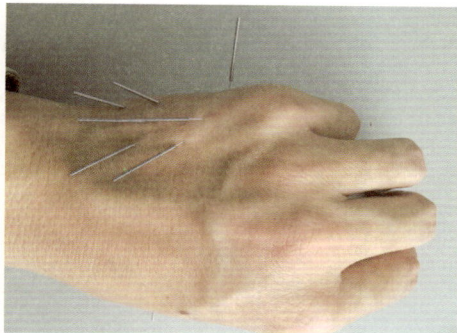

主诉：左侧股骨头坏死2年余，疼痛，活动受限。

舌象：舌淡，苔白厚。

脉象：双脉下陷。

辨证：寒湿阻滞，阳气不足。

施针：止痛三针＋三生万物针法逆向针刺＋疼痛对应点。

疗效：留针时间不详，针后疼痛缓解，患者直呼神奇，效果立竿见影。

（山东群，王孟朝。门淑珍编辑，2016年11月22日）

点 评

以止痛三针带动全身气机循环，以三生万物针法逆向针刺＋类飞龙针法引导巨大能量汇聚至病所，冲开病灶阻滞。此处三生万物针法逆向针刺，是"一生二，二生三"的创新逆向应用，思维独特，值得借鉴学习。

任之堂主人： 所有身体的痛证，依据对应点下针，皮肤病扎表浅，骨骼问题，扎到骨膜，基本上都会有效果。

如果不好辨析，就采用最简单的止痛三针，然后用手拍打患处，引气到病所。

六、胸腹疼痛

1. 余师案（女，13岁，左肋痛案）

患者，女，13岁。

主诉：左肋疼痛无规律发作1年半，查无器质性病变。

辨证：局部气血郁滞。

施针：沿青筋平刺。

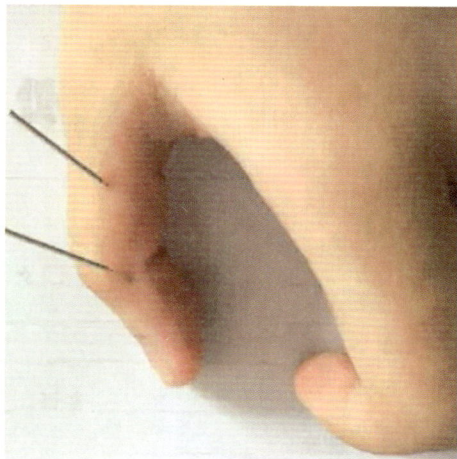

思路：望诊，其指腹膈线左侧上下各有一斜向青筋，予以平刺。

疗效：留针时间不详，针后症消。

（赵静编辑，2016年10月30日）

点 评

人者小宇宙也，宇宙在乎手。手上所有的呈现、所有的相，不论纹路、青筋、黑点等，均有其意义。没事多看手，处处有发现，身体的问题呈现于手，治疗的方案亦不离于手。问题与答案，何尝不是一体两面，病症反映处，亦是治疗入手处。

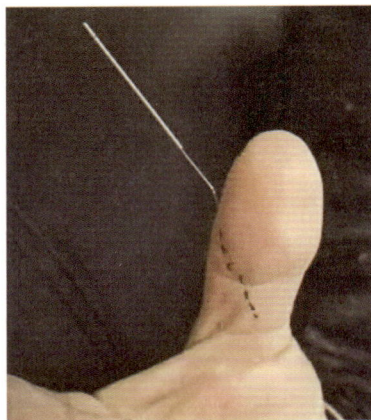

2. 余师案（女，75岁，右胁痛案）

患者，女，75岁。

主诉：右胁灼痛1天，西医诊断胆囊炎。

辨证：胆胃气机不畅。

施针：右侧秋风扫叶变针。

疗效：留针时间不详，针后立解。

（赵静编辑，2016年12月08日）

点 评

之一：肝居胁下，胆附于肝，胁痛多责之肝胆。西医之胆囊炎多属肝胆湿热蕴结所致，通利肝胆湿热为之法！肝随脾升，胆随胃降，降胆必降胃，余师一针从秋风扫叶起点入针，斜向下焦肠腑，胆胃同降，症消！可谓此病经典针法！

之二：这是拇指全息的直接应用，一针直接建立通道，引右胁部郁积能量入下焦（海）。

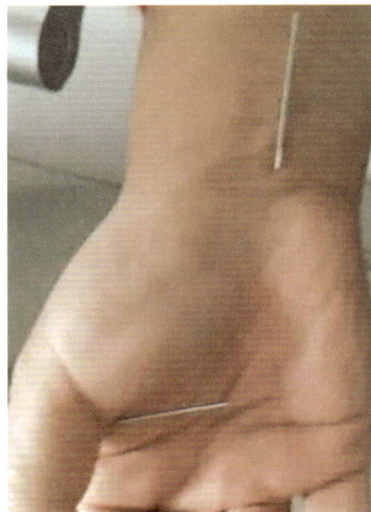

3. 学员案（女，33岁，小腹和右下腹痛案）

患者，女，33岁。

主诉：小腹和右下腹阵发性疼痛半年。

脉象：关下郁。

辨证：局部气血郁滞。

施针：海上明月+大陵海上明月。

思路：海上明月活血温通止痛，大陵海上明月疏散下腹郁结之气，促进清阳升浊阴降。

疗效：留针时间不详，针入即感腹部疼痛消失。

（山东群，王孟朝。门淑珍编辑，2016年12月13日）

妇科疾病乃下焦病，气机瘀阻局部，海上明月类针法是特效针法。还可环指小指间入针，或可考虑拇指根部海上明月针斜向右侧等。

4.学员案（男，30岁，左胸肌肉拉伤案）

患者，男，30岁。

主诉： 左胸部肌肉拉伤，咳嗽即痛1周。

辨证： 局部气滞血瘀。

施针： 大鱼际胸部对应点两针。

疗效： 留针30分钟，针入疼痛减轻大半。

（江苏群，王继东。朱惠英编辑，2016年12月29日）

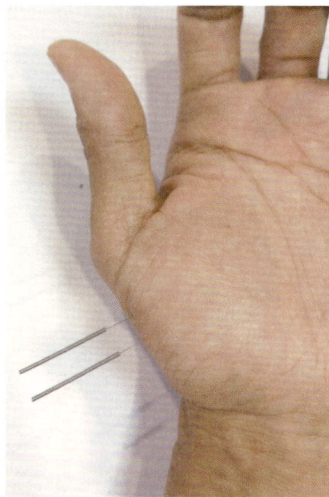

点 评

之一： 胸部肌肉拉伤，多伴随胸肋关节或肋椎关节、胸椎小关节紊乱。此时采用鱼际加强针松节即可获效。何况由"白鸽的启示"（详见《阴阳九针》1）延伸思考，拇指为头，大鱼际为胸，针刺鱼际穴，也是全息对应。一针二用，针效叠加放大，针少效佳。

之二： 在临床中一定要注重辨证施针，特别要辨明急性胸痛患者是否为真心痛（心肌梗死）病证，真心痛患者有的表现为剧烈胸痛，伴有胸闷、出汗等症，甚至出现濒死感！衷心告诫施针医师凡遇此类病情必要谨慎！再次强调辨证的重要性！辨证施针！

之三： 此案以鱼际为胸。双手相合如鸽子的造型，拇指可看成鸽子头，鱼际处正是胸部对应区域，也可视为乳腺区域。我试过几例乳房胀痛不适的给予掐按弹拨此处，都能起到很好的止痛作用，大家不妨一试。余师曾有案例从拇指根部下针鱼际顺纹针治疗打呼噜，也是把这里看成胸部、肺部。所以大家在患者大鱼际处看到很深的纹路，不管是拇指根部向掌心方向的，还是鱼际穴向手心方向的纹路，只要是深纹都可以行针，打开通道，畅通心胸。另外，之前曾看到分享案例，此处手八卦分区为艮卦。艮主止，止痛，止血，止尿……所以治疗月经拖拉，用鱼际加海上明月变针大陵效果很好。从这些角度去考虑鱼际区域，鱼际不只是松全身关节，它还有很多强大的功效待挖掘。

任之堂主人： 九针理论的基础，就是取象，对于胸腹的疼痛，只要我们明白了取象，用活了取象，随时可以找到对应点，信手拈来都是方法，随手就可以解决问题。

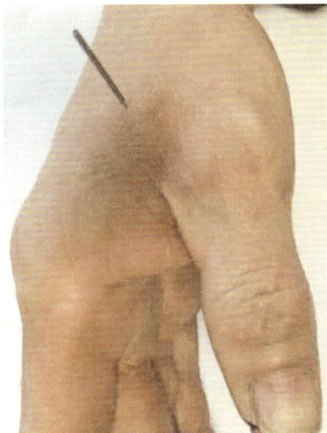

七、其他痛症

1. 余师案（男，46岁，右侧上牙痛案）

患者，男，46岁。

主诉：右侧上牙痛，右肋痛5天。

病史：右肋外伤史。

辨证：右侧气机不畅。

施针：右脉。

疗效：留针时间不详，针入痛止。

（赵静编辑，2016年11月15日）

点 评

一针右脉，从上牙直下贯肋达地，散瘀活血顺气，一气呵成。上下气血均匀平衡，右脉所过处伤、痛立解。

2. 学员案（男，60岁，牙痛案）

患者，男，60岁。

主诉：牙痛1日，打消炎针无效，按摩牙对应点缓解。

辨证：局部气血郁滞。

施针：大叉通天彻地＋鱼际贴骨＋开天门。

疗效：留针15分钟，针入痛缓。

（广东群，陈炽新。邹涛源编辑，2016年12月05日）

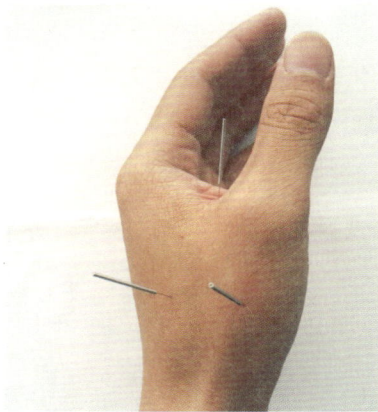

点 评

老年牙疼，肾气虚牙疼的可能性较大。大叉穴以通为补，鱼际穴调理气机统治全身疼痛，天门一针对应嘴唇牙齿局部。通全身，通局部，调气血，三针齐发，无一浪费，故牙疼缓解！

3. 学员案（女，47岁，耳鸣头痛案）

患者，女，47岁。

主诉：生气后耳鸣，堵塞感，头痛吹冷风后欲裂1日余。

辨证：肝阳上亢，风寒外束。

施针：秋风扫叶＋亢龙有悔＋飞龙在天。

疗效：留针时间不详，针后诸症消失。

（山东群，赵雪。赵静编辑，2016年12月26日）

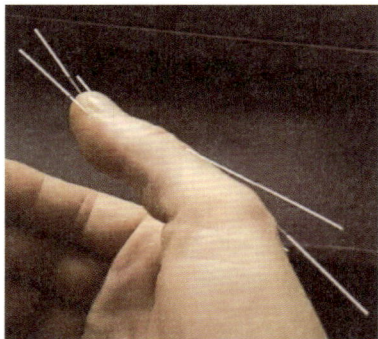

阴阳九针②

阴阳九针技巧进阶与案例精选

点评

本案例可称作内伤外感证，生气上火之耳鸣施针亢龙有悔配合秋风扫叶效果确切。内有火热上亢，施针飞龙在天升阳应属于禁忌，因患者外出受冷风而致头痛故以飞龙在天升阳解表。症状均缓解，因阴阳九针阴阳相随，循环无端，故安全取效，值得推荐应用！

4. 学员案（女，50岁，头痛伴头晕目赤案）

患者，女，50岁。

主诉：头晕头痛，目赤月余。

脉象：关郁，上越。

辨证：肝阳上亢。

施针：秋风扫叶。

疗效：留针时间不详，针后眼睛明亮，头晕头痛症状消失。

（山东群，王孟朝。门淑珍编辑，2017年01月03日）

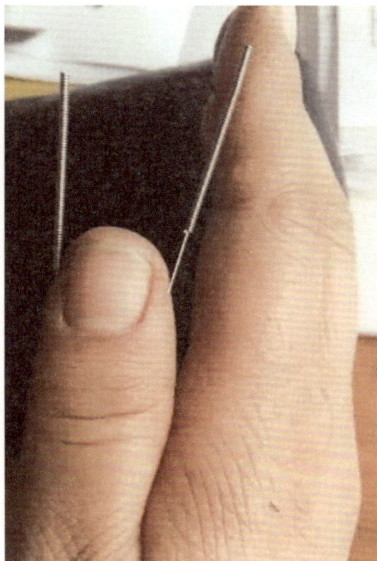

点评

此例患者关郁脉上越，症状显示中焦肝胆升降不利，胆气不降，郁而化火，上犯头目，秋风扫叶肃降肝胆气机，故诸症消而愈。

5. 学员案（女，51岁，后头痛案）

患者，女，51岁。

主诉：后头痛3日。

舌象：苔白厚。

脉象：左脉弱，右脉上越。

辨证：清阳不升，浊阴不降。

施针：春风拂柳＋秋风扫叶＋飞龙在天＋开天门＋中指类飞龙在天。

思路：左春风右秋风调理左右脉象不一，飞龙升阳，天门对应头面，类飞龙对应头痛区。

疗效：留针30分钟，针后感觉头部轻松，痛感消失。

（山东群，王孟朝。门淑珍编辑，2016年12月05日）

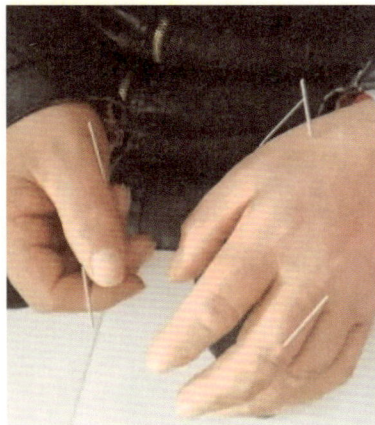

点评

　　从一气周流的角度分析脉象，左寸弱示督升不利、左升不足，用飞龙升督阳，春风升左路，开天门调动上焦头部阳气；右脉上亢，示前路右路不降，秋风降右路。纵观上述针法，这几针主要针对脉象，平脉下针。中指中节取象人体的头顶，于此用类飞龙在天，引阳气到头部是对应之法。我们再换个角度，从症状看，头后部为督脉膀胱经所过，后头痛可为局部阳气不足，不能气化局部寒湿而成疼痛。用开天门、飞龙在天、春风拂柳升阳散寒祛湿，秋风扫叶降右路也能拉阳气上升。

呼吸系统病症

呼吸系统病症，从中医角度看，与胸肺气机不利、肺卫功能失司关系密切。阴阳九针之优势在于调理气机，故在呼吸系统病症中，大有所为，运用甚广。

一、感冒

1. 学员案（男，22岁，晨练受凉案）

患者，男，22岁。

主诉：晨练受凉，饭后喷嚏不止，伴鼻流清涕。

辨证：风寒束表。

施针：飞龙在天。

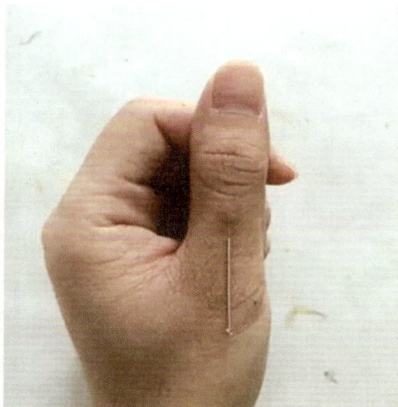

思路：寒邪束表，肺气抗邪外出而作嚏，清阳不足，浊阴不降而流涕，当急升阳祛寒，以飞龙升阳，又欲降先升，可促进浊阴下降。

疗效：留针30分钟，针入嚏止，清涕减少。

（北京群，王韬。王韬编辑，2016年11月01日）

点评

经云：阳化气，阴成形。喷嚏者，阳气受阻，机体调整振奋阳气之象；鼻流清涕者，阳之气化不利，阴寒凝滞成形也。究其根本，阳气不振、影响气化为关键，故径直以飞龙在天振阳开表、散寒促气化，抓住主要矛盾，一举收功！经云：知其要者，一言而终。病症之象有万千，然其要者只有一二。时刻抓住气机、气化、阴阳，可渐入医道也。每一个病症分析，学着从辨气入手，待以时日，则渐入佳境。

2. 学员案（女，38岁，外感风寒鼻塞案）

患者，女，38岁。

主诉：鼻塞，怕冷，喝生姜紫苏水可缓解，未愈2天。

辨证：督阳不振。

施针：飞龙在天。

疗效：留针时间不详，针后艾灸针路，5分钟鼻窍通。

（福建群，林益武。赵静编辑，2016年11月24日）

点 评

外感鼻塞怕冷者，肌表郁闭、督阳不振也，飞龙在天灸恰到好处。

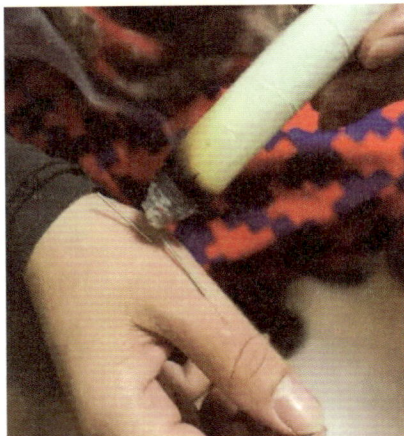

3. 学员案（男，36岁，感冒流涕伴气短神疲案）

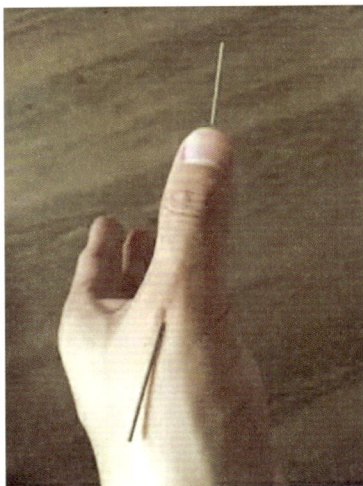

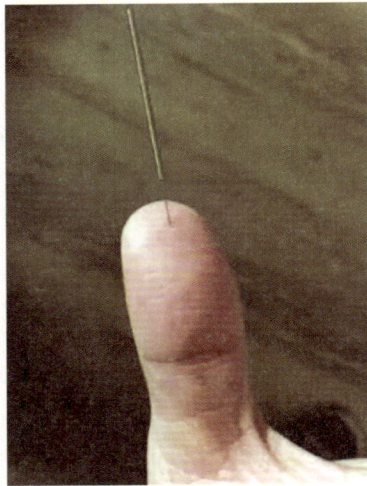

患者，男，36岁。

主诉：感冒流涕，身痛神疲乏力，气短1日。

辨证：外感表闭，气机郁滞。

施针：飞龙在天＋通天彻地。

疗效：留针50分钟，针后涕止，精神恢复，次日痊愈。

（北京群，唐志刚。王韬编辑，2016年12月18日）

点 评

小周天谨守一气周流，气机畅通，诸症消！

4. 学员案（女，36岁，上感咽喉痛案）

患者，女，36岁。

主诉：外感后咽喉疼痛1日余。

辨证：外感表闭，咽喉部气机郁滞。

施针：飞龙在天＋大叉通天彻地＋喉轮。

疗效：留针45分钟，针入几分钟后疼痛缓解八成。

（北京群，巩菁菁。王韬编辑，2016年12月24日）

点 评

飞龙在天和大叉穴阴阳循环形成小周天，配合喉轮治疗呼吸道咽喉疼痛疾患可获良效。

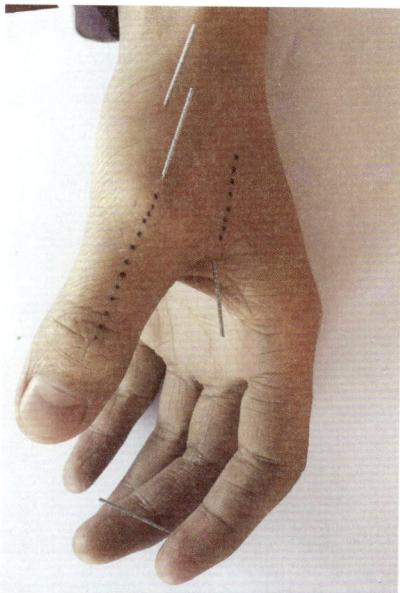

5. 学员案（女，42岁，感冒后咳嗽、咽痛案）

患者，女，42岁。

主诉：感冒后咳嗽咽痛4日。

辨证：外感表闭，咽喉部气机郁滞。

施针：飞龙在天＋大叉通天彻地＋喉轮＋胸轮。

疗效：留针30分钟，针后咳嗽止，咽痛缓解八成。

（中原群，任军。拨云散编辑，2016年12月07日）

点 评

小周天打开，增加喉轮和胸轮的力量，对于感冒咳嗽咽痒等不适均可收效。若患者大鱼际处有深纹可加顺纹针加强效果。

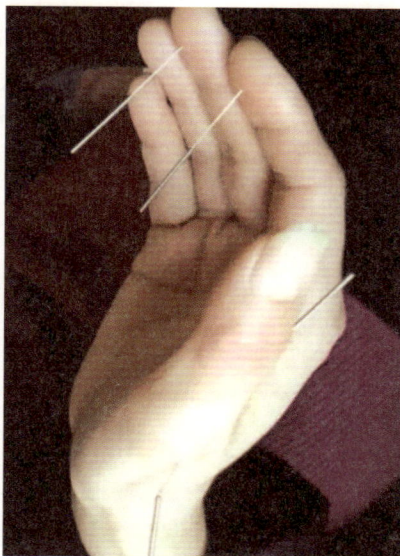

6. 学员案（男，21岁，外感头痛、目痛、咳嗽2天案）

患者，男，21岁。

主诉：外感风寒后恶寒发热，头痛，肩背困，肢体乏力，咳嗽咽痛，眼微痛，服成药后咳嗽头痛眼痛加重1日。

舌象：舌胖，苔白。

脉象：脉浮数略上越。

辨证：风寒束表。

施针：止痛三针＋喉轮。

思路：升阳散寒止痛，降肺止咳清热。

疗效：留针40分钟，咳嗽减轻，仍伴咽痛，头痛眼痛缓解八成。

（北京群，王韬。王韬编辑，2016年11月01日）

点评

外感风寒，脉见浮数上越，为风寒外束、内有蕴热，寒包火之势。以飞龙在天振奋阳气开肌表、散寒邪，以大叉穴肃肺降气、清热止咳，两针相配，升降协调，表闭得解、里热得清，此小周天循环针亦可作为外感风寒之特效针。加鱼际以开节止痛，加喉轮者，以调集喉周之能量散咽喉疼痛之闭阻。

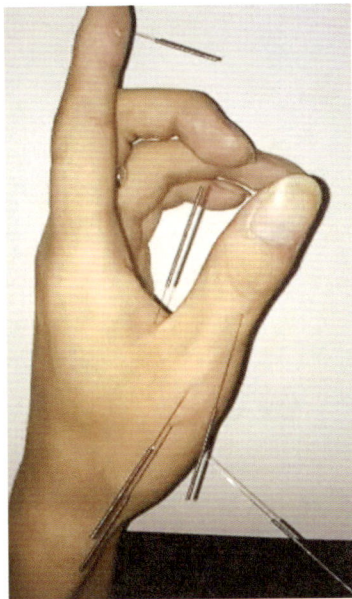

—— 小结 ——

（阴阳九针编辑部主编群）

感冒，感受天地之邪而成，风寒湿之邪感受者较众。初感邪气，外有邪气束缚，内有阳气抵抗，正邪交争于体表而现诸多症状。此时如若人体正气充足，小小贼邪不足挂虑，如有任何原因导致自身正气不足，表邪即可兴风作浪。正所谓"正气存内，邪不可干"。

阴阳九针治疗感冒，原则是匡扶正气、驱邪外出。

基本针法：飞龙在天。升督脉之阳，化散上焦寒湿之邪，同时也起到升已而降的作用，可引上焦湿浊之邪下降而出。

加减之一：导龙入海。疏导上焦寒湿之邪下行膀胱，经小便而出，也能疏利膀胱经气，与飞龙在天一起，化散寒湿之邪。

加减之二：通天彻地或大叉通天彻地。对于上焦寒湿之邪较盛，或久攻不下，阳郁于内，郁而化热，可配合通天彻地下降之法，降浊阴而下，同时也起到导热下行的作用。与飞龙在天配合，升清降浊，形成一气周流，周身气机畅达，诸症皆去。

加减之三：开天门、合门。对于上焦阳气不足，虚人感冒，可在飞龙在天不效的基础上加用开天门、合门，以增加上焦阳气，化散诸寒湿。

加减之四：喉轮、胸轮。对于兼有咽喉肿痛不适、咳嗽胸闷者，可选加用喉轮疏通咽喉要通，选加用胸轮宣畅胸中气机。

任之堂主人：

飞龙在天，可以升阳，也可以解表。

春风拂柳，可以疏肝，也可以解表。

针通人和，可以降浊，也可以健胃。

治疗表证，能用好这三针，就可以解决很多问题了。

二、咳嗽

1. 余师案（女，45 岁，咽痒咳嗽案）

患者，女，45 岁。

主诉：咽痒咳嗽伴气上冲半月。

辨证：胸肺气机不利。

施针：喉轮＋鱼际纵纹平刺。

思路：诊其大鱼际多条纵纹，干瘪，肺功能差。

疗效：留针 30 分钟，针后诸症消失。

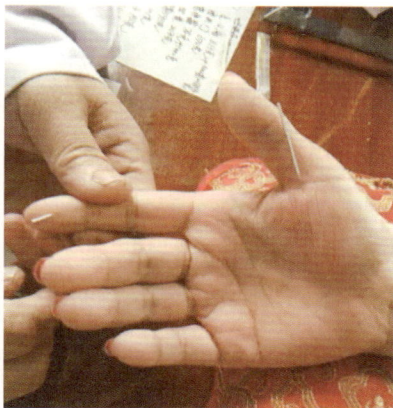

点评

咳喘咽痒，胸肺及咽喉部气机不畅也。当两手相合拇指相靠，四指呈飞鸽状，此时取象，大鱼际对应人体前胸部，若此处见纵向杂纹多，提示胸肺气机不利，沿纹路平刺以疏通气机；食指螺纹中心，对应人之喉轮，针刺此处，可调节喉周之能量，咽喉部气机得以舒畅，咽痒咳嗽自除。

2. 学员案（男，47 岁，咳嗽多痰胸闷案）

患者，男，47 岁。

主诉：咳嗽，咳痰，胸闷 3 日。

脉象：右寸关郁略上越。

辨证：胸肺气机不畅。

施针：天人合一＋喉轮＋胸轮。

疗效：留针 40 分钟，针后诸症消失，身体轻松。

（山东群，王孟朝。门淑珍编辑，2017年01月06日）

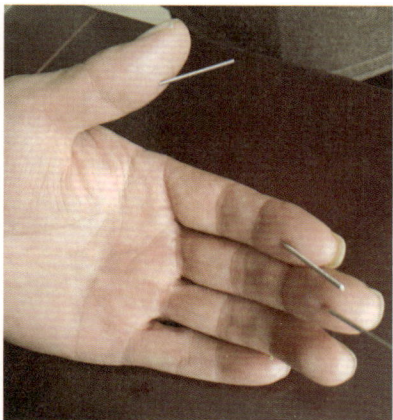

点 评

咳三针为鱼际顺纹针、喉轮、胸轮。此患者鱼际处亦有明显深纹，从此处入针，效果应亦不错。此例没有详细描述选针长短，图中所示拇指螺纹和食指螺纹处针尖均朝下，有导气下行之意，灵活运用，收效明显。

3. 学员案（女，62 岁，咳嗽咽痒案）

患者，女，62 岁。

主诉：咽痒咳嗽 2 年余。

舌象：苔略白厚。

辨证：咽部气机不畅。

施针：天人合一 + 止咳三针。

疗效：留针 40 分钟，咽痒消失，咳嗽缓解。

（山东群，王孟朝。门淑珍编辑，2016 年 12 月 15 日）

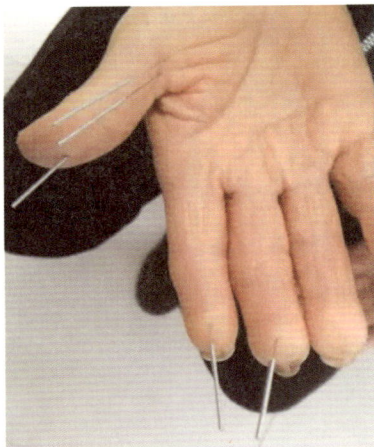

点 评

此例患者关郁，这提示中焦不通，中路不通，肺气肃降将无从谈起，针法上有通中焦的思路在里面，中路通畅，则肺能肃降，金能生水。

4. 学员案（女，35 岁，咽喉痒痛伴咳嗽案）

患者，女，35 岁。

主诉：咽喉痒痛，伴咳喘 1 日。

舌象：舌淡，苔白腻。

脉象：关郁。

辨证：痰浊阻肺。

施针：喉轮 + 胸轮。

思路：类天人合一进针，降逆止咳化痰。

疗效：留针 60 分钟，针后 10 分钟胸部舒畅，咳嗽咽痒减轻，取针时诸症好转八成。

（北京群，胡士河。王韬编辑，2017 年 01 月 16 日）

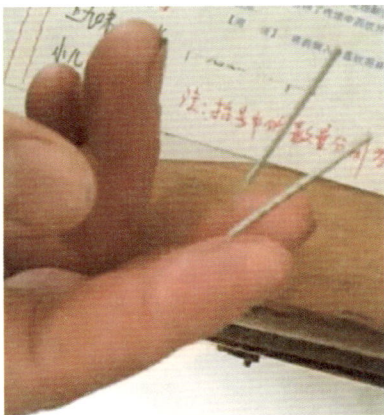

点 评

五轮本身是垂直进针，施针者采用类天人合一的进针方式，导气下行，通导结合；胸轮掌管心肺，喉轮可调整整个颈部的气机，两轮合用加强了效果，自然咳嗽不适缓解。此患者关脉郁，如配合内外劳宫透相信效果更佳。中指若加一针类飞龙升阳，循环起来，亦可促进阴降。呼吸系统不适组合针法很多，五轮的组合很好用，此处如加无名指中轮一针可以补土生金，久病的加上小指脐轮可补充肾气。

5. 学员案（女，33岁，咳嗽咳痰伴腹痛腹泻案）

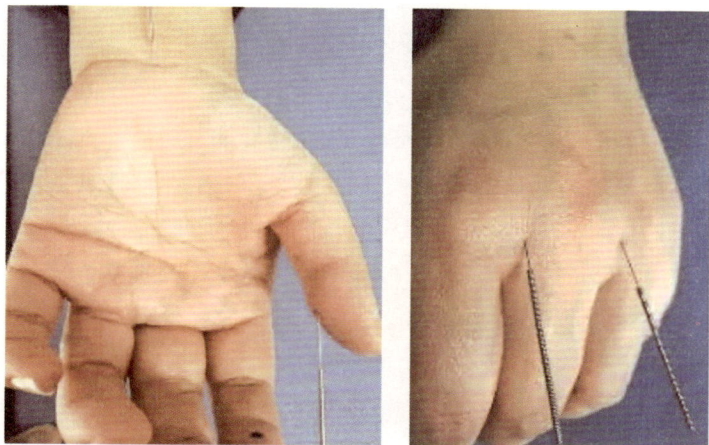

患者，女，33岁。

主诉： 咳嗽咳痰三月余，伴腹痛腹泻2天。

舌象： 舌尖红，苔中后部黄腻。

脉象： 左寸上亢，右寸浮，双关郁。

辨证： 风寒束表，中下郁热。

施针： 针通人和 + 大陵海上明月 + 类导龙入海。

思路： 中焦枢机不利，清阳不升，下为飧泄，当疏通上中二焦，清朗下焦。

疗效： 留针30分钟，咳嗽减轻许多，下午反馈腹泻已止。

（北京群，李根生。李根生编辑，2016年11月30日）

点评

咳嗽者，肺宣肃失常也。咳嗽、发热、感冒之类，多为上焦病，此为常也，然常中有变。咳嗽三月未愈，何也？经云：咳嗽，不离于肺，亦不止于肺，五脏六腑皆能令人咳也。三月未愈，此非单纯上焦病。详审细察，舌尖红、苔中根腻，脉双关郁，伴近日腹痛腹泻，综合舌脉症，此湿浊内阻，中下焦不通、上焦郁闭也。三焦本是一体，不开中下焦，上焦郁闭难解。故虽为咳嗽一症，然病涉三焦，需整体辨证施针。以导龙入海变针叉2、叉3导湿浊下行，以海上明月变针大陵宣通下焦，以针通人和运转中焦。浊降、气通、清升，非治上焦，而上焦之症自除。此整体论治思维，值得我们学习借鉴！

据病症施针这种方式，初学者好掌握好运用，然难得阴阳九针之精髓。进阶学习者，当逐步过渡为辨证施针、整体论治也。

——— 小 结 ———
（阴阳九针编辑部主编群）

李根生：

九针治疗咳嗽的思路：

第一，无论何种咳嗽，总离不开气机升降失常，我们只需帮助恢复升降周流即可。飞龙在天升后路（对前路也起推动作用），通天彻地或大叉穴或天人合一降前路（对后路也有拉升作用），配上喉轮、胸轮通畅局部气机，也很合适。

第二，阴阳二分法。可从虚实、寒热等一分为二的思路入手。虚寒的、不足的就以升阳、宣散为主，可开天门，用飞龙在天、喉轮、胸轮等。实的热的等以通降为主，如通天彻地，还有导龙入海类。

第三，三焦皆有咳嗽之证，如饮冷造成中焦寒湿郁堵引起肺气不降的咳嗽，下焦肾不纳气引起的老慢支等。需要我们仔细区别，辨证用针。

熊广华：

咳嗽者，肺宣发肃降失常，肺气上逆也。为何会肺气上逆？或因外感，或因内伤，或内外相合。

外感使之者，因外感使毛窍郁闭，肺外合皮毛受阻，宣肃失常，当开表闭以解之。九针之飞龙在天振阳升发，可选用。内伤使之者，多为火热灼金，肺气不利。降气即是降火，天人合一、通天彻地可考虑。属木火刑金者，左春风右秋风可配之。

上焦咳嗽病，亦有因中焦郁堵者，脉见右关郁。此时运中为切入点，针通人和、第二掌骨中点、劳宫透可选之。内外相合者，其人素有虚火上浮，感冒之初，常以咽喉不适、咳嗽为首发症状。此类人，多为上热下寒体质，治疗重点在于调和上下，通天彻地、大叉穴可选用。

概而论之，咳嗽之症，不论外感内伤、寒热虚实，调畅胸肺咽部气机不可少也，九针以喉轮、胸轮、合门为首选。

王少伟：

咳多为肺气不降，导气下行可见效，如通天彻地、大叉穴、大鱼际顺纹针皆是导气下行，气顺咳止。

咳嗽喉部不适亦可用九针局部对应点直接疏通，如喉轮、大叉穴掌面浅刺、食指中指之间掌面针均可对应咽喉部位，疏通开即可见效。

久咳多累及肾脏，还有脾气不足，土生金不够，可加飞龙在天、天门、人门补充上焦阳气，天人合一培土生金亦可见效。

整体气机调整，小周天打开，一气周流，对应部位加强也是常见组合。

聂桂松：

咳嗽喉咙痒，有个特别的一针，专门止痒，来自江苏群王继东的实践经验，我也用过几例，有效。示图如下：

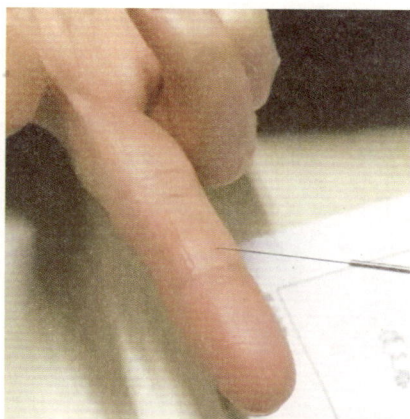

余浩（任之堂主人）：

咳嗽的治疗，不能见咳止咳，应将调理气机放在首位，扎针如此，用药如此，推拿也是如此，只有把握好了这个核心要领，才能时时刻刻在关键处下功夫。九针治疗咳嗽，除了疏通肺部气机，开喉轮和胸轮，也是很关键的地方，打开此两轮，则从咽喉到胸部的气机都将因此而畅通起来。

三、咽喉病

1. 学员案（女，28 岁，咽痛咳嗽案）

患者，女，28 岁。

主诉：咽痛咳嗽，伴微恶寒 3 天。

脉象：左脉下陷，左寸不足，右寸关郁。

辨证：风寒束表。

施针：飞龙在天＋天人合一＋喉轮。

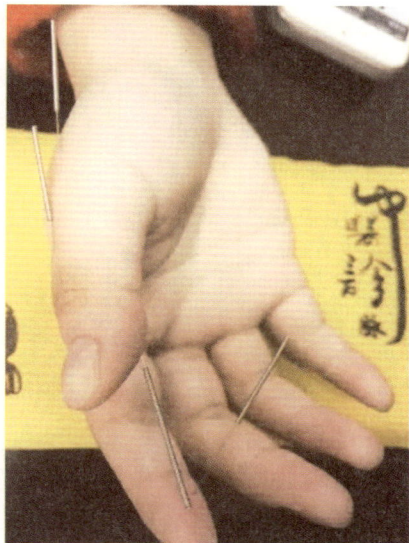

疗效：留针 20 分钟，进针约 1 分钟咽痛已消，针后余症好转八成。

（湖南群，熊广华。刘鹏飞编辑，2016年12月03日）

点 评

患者外感恶寒，左脉下陷，左寸不足，用飞龙在天升发督脉阳气；咽痛咳嗽，右寸关郁，施针喉轮和天人合一，调节喉部能量，疏通上焦中焦，可以迅速调整前后阴阳循环！气机恢复正常，咽痛立愈，预计之中也！

2. 余师案（男，67 岁，外感后咽喉肿痛案）

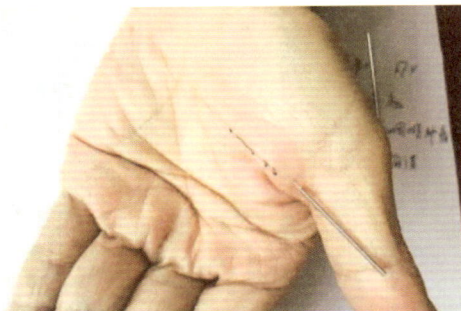

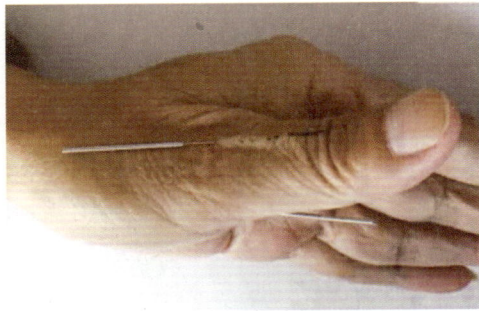

患者，男，67 岁。

主诉：外感后咽喉肿痛。

病史：白血病。

辨证：咽喉部气机郁滞。

施针：飞龙在天＋大鱼际异常纹。

疗效：留针时间不详，针后痛止。

（赵静编辑，2016年11月15日）

点 评

外感咽喉不适属天部呼吸系统范畴，飞龙在天补充阳气。鱼际咽喉全息部位的异常纹：一可疏通呼吸通道郁堵，二可去水湿，两针异面反向促使一气周流转，远期疗效可以预见。寥寥两针同时兼顾部位、气机和阴阳平衡流通，值得学习！

3. 余师案（女，54 岁，咽痛案）

患者，女，54 岁。

主诉：咽痛，急躁易怒，头屑多，高血压。

舌象：舌红苔薄白，络瘀。

脉象：双脉上越，滑数。

辨证：火气上逆。

施针：喉轮类天人合一。

思路：天人合一变针借喉轮之力，强力疏通上中焦。

疗效：针入咽痛缓解。

（赵晓勤编辑，2016年11月08日）

点 评

本案余师一针二用，借喉轮扎天人合一，有双剑合璧之妙。

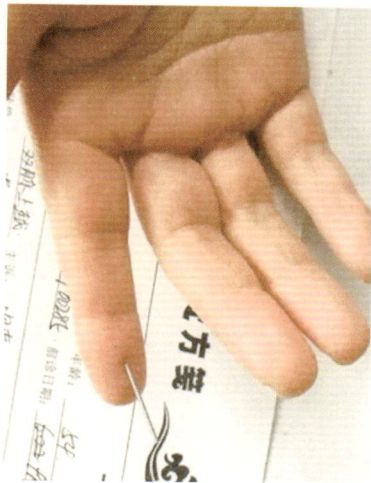

4. 学员案（男，7岁，咽痛案）

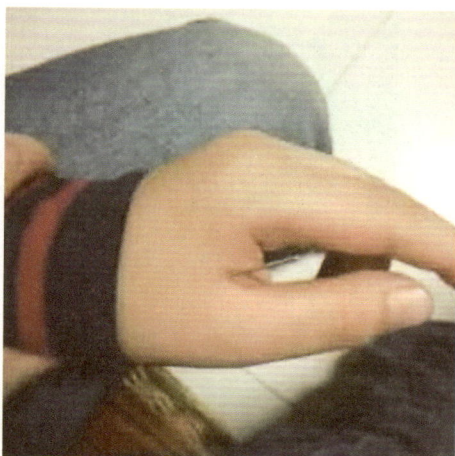

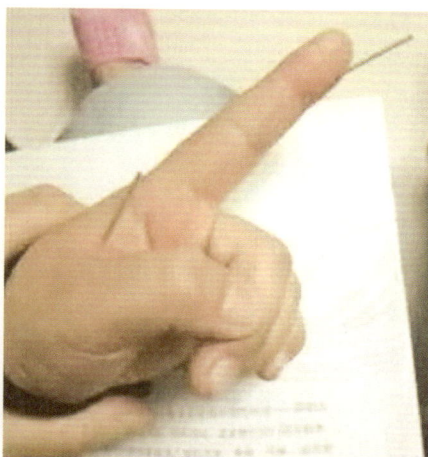

患者，男，7岁。

主诉：咽痛1日。

舌象：舌尖红，苔薄黄。

脉象：脉滑略数。

辨证：风热上扰。

施针：喉轮＋虎口浅刺。

思路：虎口相当于天突。

疗效：留针8分钟，进针后嘱其吞咽，针后痛止。

（广东群，郭秀萍。刘鹏飞编辑，2016年11月20日）

　　此案例施针者取象虎口对应咽喉天突部位，此时可以将拇指食指看成是两边锁骨，阴面浅刺通任脉，降气；喉轮本应直刺，此处向下行非开喉轮，乃向下导热下行，咽喉疼痛得解。值得思考的一个案例。

5. 学员案（男，33岁，咽喉不舒有异物感案）

　　患者，男，33岁。

　　主诉：咽喉有异物感2周余。

　　舌象：舌尖红，苔薄白而干。

　　脉象：浮数上亢。

　　辨证：风热上扰。

　　施针：通天彻地+中冲亢龙有悔。

　　思路：中冲直刺到骨膜。

　　疗效：留针30分钟，针入脉平，针后症消人清爽。

（福建群，林益武。赵静编辑，2016年11月26日）

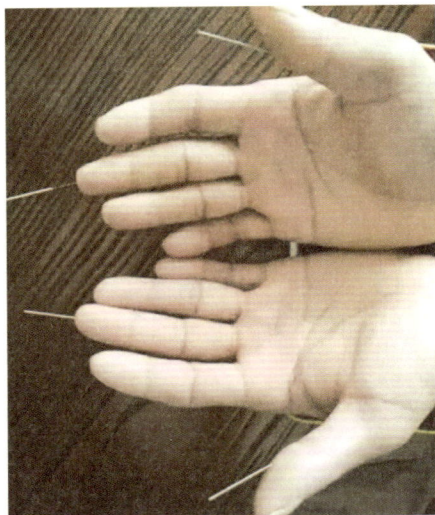

　　脉浮数上亢，示可能风热上扰，阳亢于上。一针通天彻地疏通中脉通道，中指中冲一针如甘露从天而降。两针合用，共奏降龙之功！

6. 余师经典案（女，40岁，咽部堵塞案）

　　患者，女，40岁。

　　主诉：咽部堵塞感，夜重晨轻8月余，食辣后加重。

　　舌象：舌淡，苔白腻，齿痕。

　　脉象：左寸、双尺不足，右寸关滑郁。

　　辨证：中焦郁堵，上焦不利。

　　施针：鱼际贴骨+内外劳宫透加强。

　　思路：强力调中。

　　疗效：针入症消，留针半小时。

（赵静编辑，2016年12月21日）

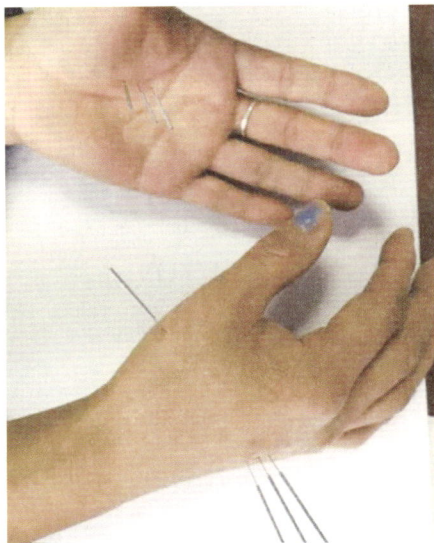

王孟朝学习体会：

经云：地气上为云，天气下为雨！本案例左寸、左尺不足，可知有清阳不升；右寸关滑郁，右尺不足，为中郁浊阴不降而阻塞于咽部。已8月有余，故针右手鱼际贴骨针开节利肺清咽，左右手劳宫透加强针法用以升清阳，降浊阴，且能以中治中，故使数月顽疾瞬息消除！

李根生学习体会：

咽喉堵塞感，夜重晨轻，右寸关郁滑，右路不降之象；苔白腻示中焦不流畅，齿痕也可为肝郁不疏；左寸不足，乃左路升发不及。以鱼际贴骨开通周身之节，宣畅气机，再内外劳宫透加强针法各有应对，阴阳和合，应针而愈！

王少伟学习体会：

左手引阴入阳，右手引阳入阴。鱼际可否考虑沟通阴阳？双手亦可看成鼎三针格局，内外劳宫透以中治中，心包经在手臂的运行就是中，通开中路，上下自然可以贯通，火可下，水可上，症立消！这里可以看出三的力量是多么强大，用三的格局思考，又是一片新天地！

张昭一学习体会：

人体一气运转如车轮，四维为轮，中土为轴，轮转轴运，一气周流。本案左寸、双尺不足，右寸关郁，四维之三告急，轮已支离，无轮可运，唯有强力斡旋中轴，以图轴转轮运，恢复四维。鱼际治节，滑利周身，助力守中加强针法，使停滞的气机一举得复，一气周流。

熊广华学习体会：

经云：地气上为云，天气下为雨。左路者，地气上为云也，由阴化阳也，由阴达阳也，肾水生肝木，肝木生心火。肝木居中，为左路升发之核心。左关肝胆郁滞，则升发之势明显受阻；左手内劳宫透外劳宫者，从阴达阳也。劳宫为左手掌之中，与左关居中相应也，故左关郁者，取之也。右路者，天气下为雨也，由阳化阴也，由阳达阴也，心火随肺金之敛降、胃土之通降而下交于肾。脾胃居中，为右路敛降之核心。右关脾胃郁滞，则敛降之态明显受阻；右手外劳宫透内劳宫者，从阳达阴也。劳宫为右手掌之中，与右关居中相应也，故右关郁者，取之也。左升右降，升降不利，调中是关键。调中者，取之劳宫也。内透外，还是外透内，取决于左右路气机之阴阳转化也。此针法，可取代春风拂柳、针通人和、第二掌骨中点之组合，且力量更为强大。

小 结

（阴阳九针编辑部主编群）

王少伟：

上述案例在对于咽喉不适的治疗中有很多的相同点，最多见的就是喉轮了。

咽喉病很多为上热下寒，导热下行即可，如通天彻地、大叉穴、大鱼际顺纹针皆是导气下行，导热下行，针入症消。

咳嗽喉部不适亦可用九针局部对应点直接疏通，如喉轮、大叉穴阴面浅刺、食指中指之间掌面针，均可对应咽喉部位，疏通开即可见效。

李根生：

咽喉位居脊柱前面，处在任、冲脉的路线上，一气周流属前路，前路以通降为顺，我们可用具有通降作用的针法，如通天彻地、天人合一、针通人和、大叉穴、以中治中、秋风扫叶等；从另一方面来说"欲降先升"，可用飞龙在天升阳来助前路降。

七轮里面，咽喉为喉轮所对，居眉轮与胸轮之间，轮为气机旋转分出之处，因此调整喉轮是常法。

从对应区来入手，中指腹侧远侧指间关节处相当于咽喉，拇指掌指关节与鱼际连接处相当于咽喉，皆可下针。

至于更为灵活用针，需结合辨证。如肺胃灼热上熏咽喉，可用通天彻地、天人合一、鱼际条纹等；肝郁气滞，致痰凝局部，可加春风拂柳疏肝解郁，肝郁化火也可用秋风扫叶；下焦有寒湿，肾阳不足，不能气化蒸腾向上濡润咽喉，或虚阳上越，可以加海上明月清朗下焦等。

总之，咽喉之疾，以疏通为基础，不可壅堵！

王孟朝：

通天彻地针法用于咽喉肿痛，可使上焦之热立即下行，疼痛立即消失！

咽痛三针，刺喉轮调动咽喉部能量，飞龙在天配合大叉穴形成小周天，运行全身气机，可为咽喉肿痛标准刺法，疗效神奇！

外感咽喉疼痛可用飞龙在天解除外感之寒，中脉不畅，喉轮失和，胸闷有痰患者可刺喉轮、通天彻地；大鱼际有异常纹者可刺异常纹，取效快捷！

凡遇高血压病急躁易怒，伴咽喉不适，双脉上越或滑数患者，可用食指天人合一变针借喉轮之力，强力疏通上中焦，咽痛可针下立止！

熊广华：

咽喉之病，于脏腑言，与肺、胃、肝、肾最为相关。肺胃之气不顺，九针可取天人合一针法、鱼际顺杂纹下针；肝气不顺，九针可取春风拂柳、秋风扫叶针法；肾中虚火上扰，九针可取通天彻地或大叉穴配合飞龙在天针法，先降后升，亦可考虑用济阴针法。

外感后之咽痒咳嗽、咽喉肿痛，九针可选飞龙在天以振阳开表闭、喉轮以宣通咽喉之滞。上焦有郁火而致咽喉、扁桃体红肿者，常用上法，易察易治。然常有症，非单纯上焦郁闭，其根本在于中焦运转不利，如脉象见右关郁大、舌象见舌尖红而舌体胖苔白腻，此时针通人和、第二掌骨中点以中治中、劳宫透是辨证之首选，或加人门、脐轮以助之。

咽喉不适，于邪气言，多易受火热、气郁之影响。火热、气郁，不离气机升降出入之异常也。火郁者当发之，又有降气即是降火。九针调气，配伍得当，变化无穷，何惧区区咽喉之病？

余浩（任之堂主人）：

咽喉不适，可以采用揪痧的方法，提捏咽喉部的皮肤，通过出痧，症状可以立即缓解，治疗咽痛或梅核气，取效就在几分钟内；如果运用九针，开喉轮，调气血，也可以很快起效。

另外《道德经》云：前后相随，咽喉部的问题，通过疏通后面颈部的气机，配合使用飞龙在天，也常可起到立竿见影的效果。

四、鼻病（鼻炎、鼻塞流涕等）

1. 学员案（37 岁，女性，鼻塞流涕不止案）

患者，女，37 岁。

主诉：重度感冒，鼻塞，流涕手不离纸，3 天。

辨证：风寒束表，鼻窍不利。

施针：面鼻三针。

疗效：留针 60 分钟，针入鼻通，涕止，嘱配合药物治疗。

（北京群，赵晓培。王韬编辑，2016 年 11 月 10 日）

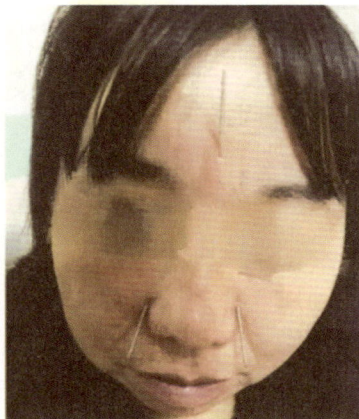

点评

鼻三针中间这一针，从上往下扎，起点稍高于印堂穴，贴骨向下直刺，目的是引督脉之气下行至鼻！两边的两针，进针点略高于迎香穴，顺鼻两侧，针尖抵达目内眦的睛明穴，此穴为手足太阳、足阳明、阴跷、阳跷五脉交会穴。这三针针刺到位后，基本上所有的鼻炎患者，都能当场见效！注意几点：两侧这两针，所刺位置属于面部危险三角区，所以进针时一定要消毒进针点。最好用一次性的针灸针。进针后平刺即可，找准起点和终点，一气呵成。

2. 学员案（男，65 岁，鼻塞案）

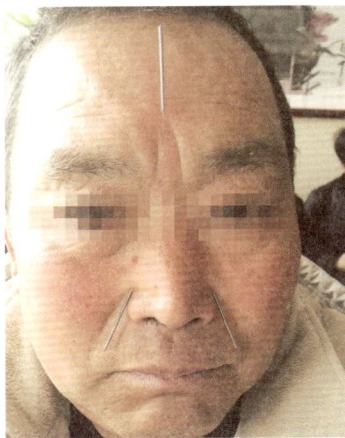

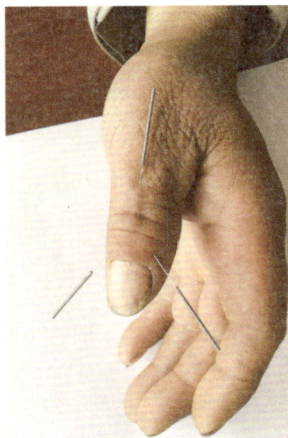

患者，男，65 岁。

主诉：鼻塞 10 年余。

辨证：鼻窍不利。

施针：面鼻三针 + 手鼻三针。

疗效：留针时间不详，隔天一次共治疗 2 次，症状缓解。

（安徽群，纪菊华。邢莉编辑，2016 年 12 月 27 日）

点 评

面部鼻三针，对于一些初学者这里属于危险三角，没有基础的还是扎拇指鼻三针比较安全，面部鼻三针区域艾灸也是不错的。

3. 学员案（男，19 岁，慢性鼻炎案）

患者，男，19 岁。

主诉：慢性鼻炎、鼻窦炎，鼻塞 5 年，不闻味。

辨证：鼻窍不利。

施针：手鼻三针 + 春风拂柳 + 秋风扫叶 + 大

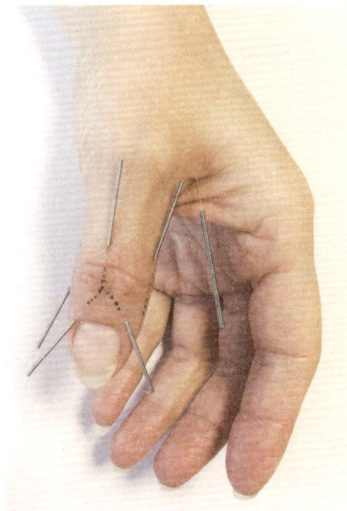

叉通天彻地。

　　疗效：留针30分钟，针后鼻通，7次治疗后可闻味。

（山东群，许罡榕。赵静编辑，2016年11月14日）

点评

　　鼻窦炎引起鼻塞，病程5年，虚实夹杂。首先考虑鼻病通治之法鼻三针。加用春风拂柳、秋风扫叶以构成身体两侧周天循环，经云"胆移热于脑，则辛颏鼻渊"，调肝胆、调身体两侧气机以治鼻病，竟无意中与经典相合。加通天彻地变针大叉穴以通任脉、通中脉、通三焦气机。此案，或许用面部鼻三针效果会更快更佳。

4. 学员案（男，22岁，慢性鼻炎案）

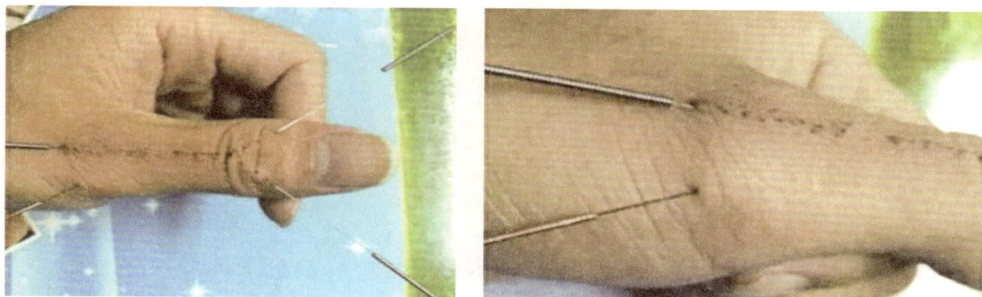

　　患者，男，22岁。

　　主诉：慢性鼻炎7年，遇冷鼻塞，流涕，喷嚏。

　　辨证：阳气不足，鼻窍不利。

　　施针：手鼻三针＋肺经棕色斑点针。

　　疗效：留针30分钟，针入鼻通，通气量增加三成。

（北京群，王韬。李根生编辑，2016年10月25日）

点评

　　本案以余师经典组合之拇指鼻三针配伍异常反应点施针，思路清晰明朗，简单有效，值得借鉴。

5. 学员案（女，28岁，鼻塞流涕伴咽部不适案）

　　患者，女，28岁。

　　主诉：鼻塞，流涕，咽喉不适，咳嗽痰多1周。

　　舌象：舌淡红，苔白腻。

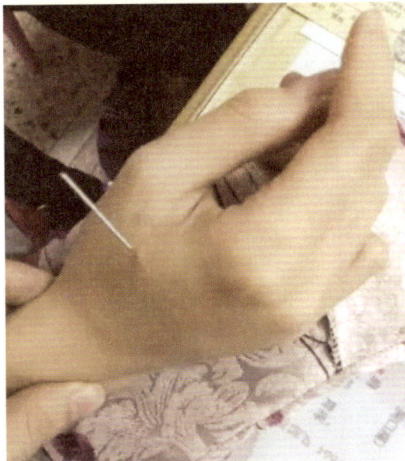

脉象：右手脉滑大。

辨证：痰浊阻肺，右路不畅。

施针：右脉。

思路：右脉大于左脉，通降右脉。

疗效：留针20分钟，症状缓解八成。

（广东群，廖漫清。黄蕴乐编辑，2016年11月22日）

点评

　　常见外感病，肺失宣降，痰浊上泛，更有右脉大于左脉，右路不通之象显现。一针右脉疏通右路，一击而中，左右平和！

小 结
（阴阳九针编辑部主编群）

李根生：

　　鼻为肺之窍，心肺有疾，鼻为之不利。

　　鼻炎发作时，或鼻塞不通，或清涕不止，或喷嚏不断，一派水湿浊邪遮天蔽日之象，如果上焦高巅之上，艳阳高照、和风煦煦，则鼻窍通利，诸症不起。

　　又鼻位居面部之中，对应脾胃居人体之中，对应膝肘关节居四肢之中，中中相应。

　　又督脉过鼻向下，鼻腔内气流向上而行，构成鼻子局部的升降。

　　治疗鼻炎：不离强心之阳、充肺之气，以期离照当空，阴霾散尽；不离升清降浊之法，周流一气；不离斡旋中焦，升降恢复；不离调鼻本身气之升降。

　　阴阳九针治疗：

　　首选手鼻三针、面鼻三针。

　　手鼻三针：一针飞龙在天振奋督阳化散颠顶之寒湿、风池穴对应区入针驱风散寒。

　　面部鼻三针：一针向下引督脉之阳下通鼻部，两针上迎香透睛明，引气机向上，如此可恢复局部的升降。

　　或可双手劳宫透，或以中治中，或针通人和等执中之法，斡旋中焦，以期中中相应。对于双关郁之鼻炎病人疗效很好。

　　或可手、面鼻三针加用天门透劳宫，或开天门等加强上焦阳气，在上焦布下离照当空的场，阴霾自然消散。

　　治疗鼻炎，需要根据舌脉证，辨证用针，才会收到远期治疗效果，当然，对病人体质的调整才是大方向。

鼻炎，尤其是过敏性鼻炎，实质为阳不足，故见阳弱寒盛之象。一切行为饮食皆不可损害阳气，顾阳护阳为本。

在饮食起居方面：形寒饮冷则伤肺。夏天少吹空调，或空调温度不宜过低，少食生冷黏滑之物。这些行为习惯均会损害我们人体的阳气。

王孟朝：

鼻炎三针在大拇指背侧施针，正中一针为飞龙在天，可以升发督脉阳气，另外两针可以理解成导龙入海，进针点相当于人体的风池位置，可以解表驱风散邪。鼻炎三针扶正与驱邪配合，对各种急慢性鼻部炎症所致鼻塞及不适症状，效果常常立竿见影！对于慢性鼻炎及鼻腔已有息肉或鼻窦有感染患者，可以配合使用面部鼻三针，中间一针从上往下扎，起点在印堂穴的稍上方，贴骨向下平刺，可引督脉之气下行到鼻，下面两针进针点稍高于迎香穴，顺鼻两侧，针尖抵达目内眦的睛明穴，睛明穴为手足太阳、足阳明、阴跷、阳跷五脉交会穴，鼻炎患者针刺这三针，一般都能当场见效！鼻炎日久体质虚弱者可以打开四门调动自身能量改善体质，会明显缩短治疗疗程！

余浩（任之堂主人）：

鼻子的问题，运用好面部的鼻三针和手大拇指的鼻三针，就可以基本搞定绝大多数鼻炎，如果效果还是稍差，可以在脚大拇指上扎鼻三针，疗效也是很好的。

心脑血管病症

心脑血管病症给患者带来了极大的身心痛苦，许多病友终身服药，生活质量受到严重影响。阴阳九针以简单、方便、安全而取效快为特点，对于心胸不适症、高血压、脑卒中等，均有良好疗效，甚至在关键时刻能起到急救作用（如心绞痛发作、急性中风先兆）。

一、心胸不适

1. 学员案（男，58岁，心慌胸部不适案）

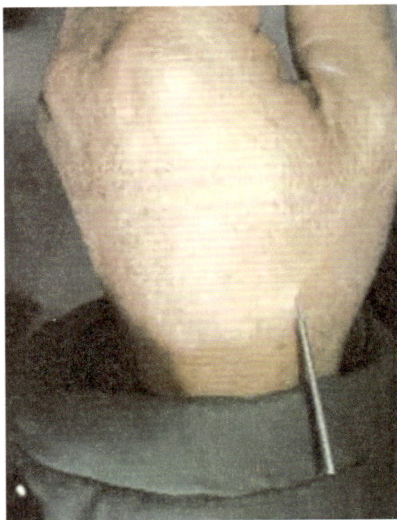

患者，男，58岁。

主诉：心慌、胸部不适2月余，发作时乏力，口乏味。

舌象：中根部舌苔白厚。

脉象：左寸弱。

辨证：心阳不足，痰浊阻滞。

施针：天门透劳宫。

思路：迅速改变心脏能量状态。

疗效：留针30分钟，针后心慌消失，胸部不适解除。

（山东群，王孟朝。门淑珍编辑，2016年11月23日）

天门透劳宫是阴阳九针急救第一针，如果遇到心脏相关疾病需要急救时，可扎此针！

2. 学员案（女，55岁，心悸案）

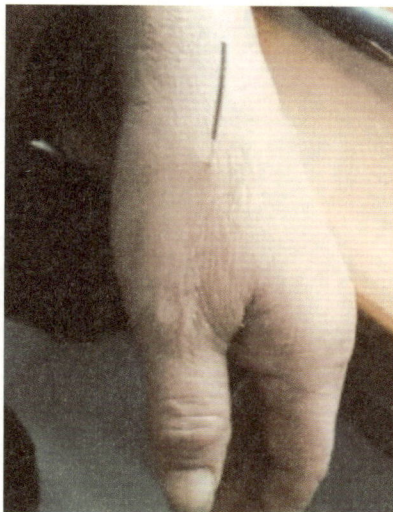

患者，女，55岁。

主诉：心慌2天。

舌象：舌尖红。

脉象：左寸弱。

辨证：心气不足。

施针：天门透劳宫。

思路：迅速改变心脏能量状态。

疗效：留针30分钟，针后心慌症状解除。

（山东群，王孟朝。门淑珍编辑，2016年12月26日）

点 评

舌脉不符时，脉症相合。"脉看当下，舌看从前"，本案果断平脉强心，单兵奇效。

3. 学员案（男，59岁，心慌胸骨后痛案）

患者，男，59岁。

主诉：心慌，胸骨后痛月余。

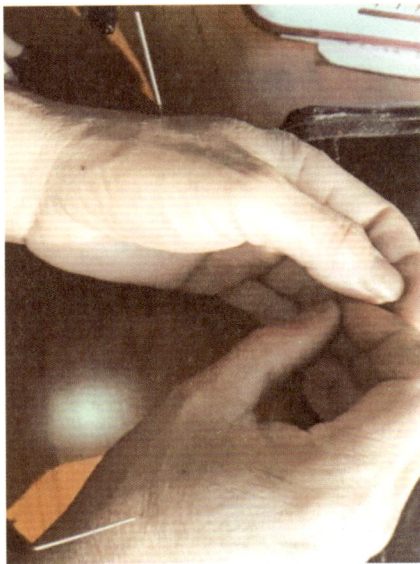

舌象：苔略白厚，络瘀。

脉象：寸弱，关郁。

辨证：上焦虚，中焦堵。

施针：天门透劳宫。

思路：迅速改变心脏的能量状态。

疗效：留针30分钟，针后心慌消失，胸骨痛大减。

（山东群，王孟朝。门淑珍编辑，2017年01月16日）

点评

　　舌脉症示中焦郁堵不通，上焦虚的状态。天门透劳宫，将背部的阳气引到心胸之所，符合虚则补之！此针可用于心脏病急救，足见其效力！另外双关郁，中焦不通，也可疏通中焦，恢复中轴斡旋之力。可单用双手劳宫透，或配合以中治中或针通人和等。

4. 学员案（女，49岁，阵发心律不齐案）

　　患者，女，49岁。

　　主诉：阵发性心律不齐，心跳过速，四肢发软，时间不详。

　　辨证：冲脉不畅。

　　施针：通天彻地。

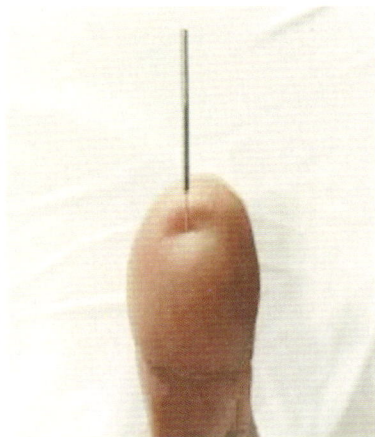

思路：疏通郁结在冲脉的能量，上下对流交通。

疗效：留针时间不详，针后一分多钟心律恢复正常。

（湖南群，杨羚羚。王兰编辑，2016 年 11 月 01 日）

点 评

突发心悸不安，考虑冲脉之气不顺，以通天彻地针法平复之。若素有心脏不适，遇外因引发加重，可考虑天门透劳宫。

5. 学员案（女，60 岁，心率过快案）

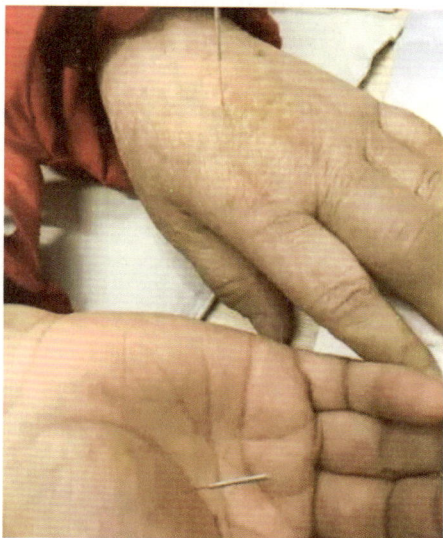

患者，女，60 岁。

主诉：心慌，心率过快（110/ 分），时间不详。

病史：类风湿性关节炎，服用激素数月。

脉象：左寸不足，双关郁。

辨证：上焦虚，中焦郁。

施针：内外劳宫透。

疗效：留针时间不详，针后 10 分钟症状消失，心率85/ 分。

（江苏群，王继东。朱惠英编辑，2017年02月15日）

点 评

关郁，左寸不足，劳宫透既调心又斡旋中焦，一箭双雕，临床屡试不爽。这个心率加快案，明显是中焦瘀堵导致，劳宫透有以中治中和以心治心的效果。标准的劳宫透针法，一般为左手内透外（由阴面到阳面，以顺人体气机左升之势），右手外透内（由阳面到阴面，以顺人体气机右降之势）。此案施针者用针方向相反，竟也效如桴鼓，说明只要通了，周流起来了，就会有效果。

6. 学员案（男，46 岁，心率慢案）

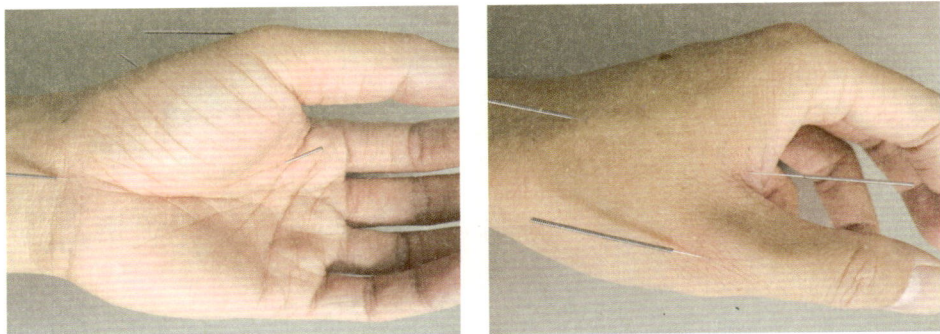

患者，男，46 岁。

主诉：心动过缓（低于 60/ 分）1 周余。

病史：房颤频繁发作史，两年前做过射频消融术，一直服用倍他乐克。

舌象：舌质紫暗，苔白。

脉象：六部沉迟弱，右部尤甚，左寸不足。

辨证：心肾阳虚，痰瘀阻滞。

施针：飞龙在天 + 大叉通天彻地 + 大陵海上明月 + 天门透劳宫 + 劳宫透。

思路：观其面色暗，下眼睑黑，以及舌脉，考虑里寒盛，心肾阳虚。当振奋心阳，清朗下焦，疏通中脉。

疗效：留针时间不详，针入即感心里舒畅，10 分钟后心率 75/ 分，下午随访疗效持续。

（北京群，李根生。李根生编辑，2016年11月10日）

点评

整个案例思路清晰完整，任督二脉打通让小周天循环起来，内劳宫透外劳宫可说引阴入阳，天门透劳宫引阳入心，亦引阳入阴，大陵亦可直指劳宫，五针让阴阳流转，三针护心，心阳得养，诸症皆除。

7. 学员案（男，42 岁，胸闷胸痛案）

患者，男，42 岁。

主诉：胸闷、胸痛 1 周余，天冷右膝关节痛。

脉象：双寸关郁。

辨证：上中焦郁滞。

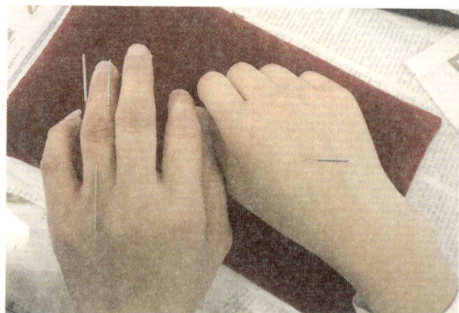

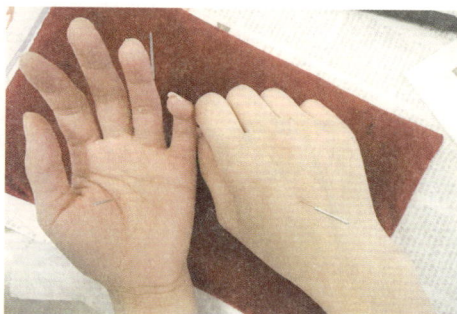

施针：内外劳宫透＋拉弓射箭。

思路：以中治中，右膝关节对应点。

疗效：留针时间不详，次日反馈胸闷好转，第三日反馈胸痛好转。

（江苏群，项先生。朱惠英编辑，2016 年 12 月 09 日）

点 评

胸痛胸闷，膝关节痛，是天人合一或通天彻地的适应证。右膝痛，疑为降不及所致。痛症，鱼际贴骨针适应证。还可有多种方案，可考虑通天彻地＋秋风扫叶＋鱼际针。有鱼际针，应该不会有降太过的忧虑。

8. 学员案（男，88 岁，胸闷喘憋伴双下肢水肿案）

患者，男，88 岁。

主诉：胸闷，憋喘伴双下肢水肿 10 余天，活动后加剧。昨日服用速效救心丸无法缓解。

舌象：舌暗淡，苔润滑。

脉象：脉紧，促。

辨证：心阳不足，阳虚水泛。

施针：开天门＋通天彻地＋鱼际贴骨。

思路：以开天门补心阳，鱼际开肺利节，通天彻地交通上下。

疗效：留针 30 分钟，针后憋喘立刻消失，运动后诸症仍在，结合药物治疗，次日反馈可入睡。

（山东群，周海磊。赵静编辑，2016年11月16日）

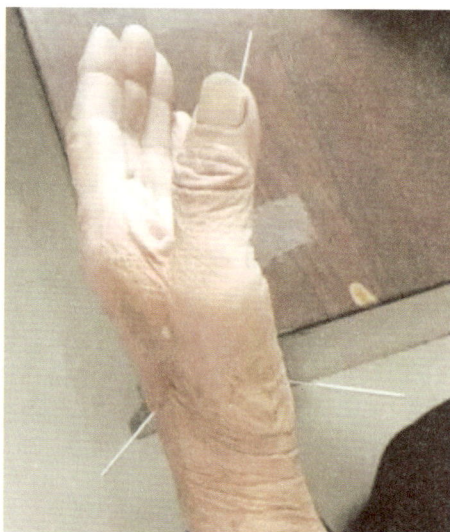

点 评

根据患者症状和诊断结果，本案施针如改为天门透劳宫强心阳，飞龙在天与通天彻地建立任督循环，心轮增强心肺能量，应能收获更好疗效。

──────── **小 结** ────────

（阴阳九针编辑部主编群）

张晓英：

心慌，胸闷，心胸疼痛，心律不齐，心动过缓、心动过速等，均属于中医的心系病证。心为君主之官，主血脉，又主神明，因此心的病理表现主要是血脉运行的障碍和情志思维活动的异常，上述案例中表现出来的诸多症状皆与"心主血脉"功能失常有很大关系。

病为虚实，虚证多为气血阴阳不足，如禀赋不足，大病久病，思虑过度等造成心之气血阴阳亏虚。实证则可因为火热痰瘀等邪气侵犯，造成瘀血阻络或痰饮邪气阻遏心阳等致病。

因此在阴阳九针治疗心胸不适诸证时，我们常用天门透劳宫针法。天门穴可为心胸提供阳气，天门透劳宫将阳气引入心脏，增强心脏的功能，为其提供更多的能量，心脏气血运行有力有序，心主血脉功能正常，因心阳不足而引起的诸证皆缓。另外，劳宫透也最为常用，因其既调心又斡旋中焦，不管是引阳入阴，还是引阴入阳，都是协调和平衡心之阴阳。阴阳调衡，病自除之。

以天门透劳宫及劳宫透二种针法为治疗心胸不适诸证的主要方法，在临证中再辨证施治，结合患者具体情况，可以通天彻地疏通十二经脉气血，交通上下虚实，也可配合飞龙在天，让人体的小周天运转起来，更利于心胸诸证的快速恢复。

余浩（任之堂主人）：

心脏不适，突发心脏病，运用天门透劳宫，可以起到很好的效果，但如果患者身体虚弱，天门透劳宫的力量也很有限，可以参考使用开剩余的三门，这样聚集储备的能量，来挽救心脏，就可以起到很好的效果。

二、高血压病

1. 学员案（女，52岁，头痛胀满案）

患者，女，52岁。

主诉：头胀痛，失眠一夜。

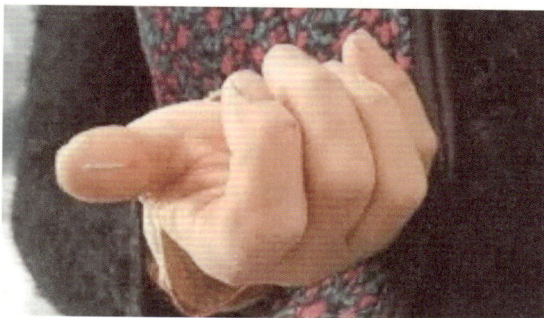

脉象：右脉上越。

辨证：右路不降。

施针：通天彻地。

思路：通天彻地降气血，针对高血压、颈椎病引起的恶心、头痛有效。

疗效：留针 20 分钟，针后症去八成。

（山东群，郭传喜。门淑珍编辑，2017年02月17日）

🔴 点 评

高血压头痛，气机上行，一针通天彻地，上中下皆通，气机得降，中脉大通，气有所行，症状自解！

2. 学员案（男，42 岁，高血压头晕案）

患者，男，42 岁。

主诉：头晕 5 日，血压 141/98mmHg。

病史：高血压。

辨证：肝气上逆。

施针：秋风扫叶 + 亢龙有悔 + 飞龙在天。

疗效：留针 30 分钟，血压 128/77mmHg。

（江苏群，项先生。朱惠英编辑，2016年12月06日）

🔴 点 评

之一：升降相随，自成太极，循环无端，周流不息。本案例辨证为肝气上逆而致高血压，秋风扫叶联合亢龙有悔有佳效，再伍以飞龙在天自成太极，会使血压稳中有降，施针思路清楚，希针灸医师遇有血压升高患者施针治疗时宜用心参悟，辨证施针务要精准。

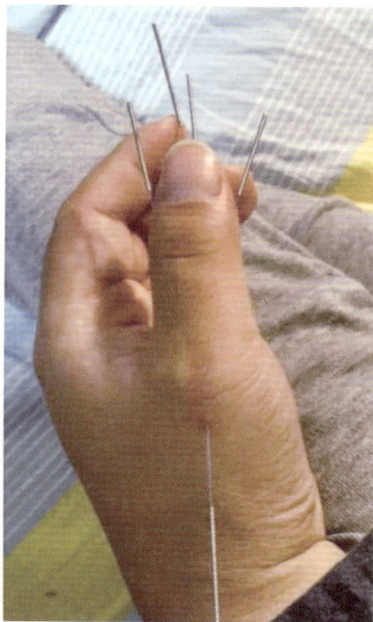

之二：此案效果无疑，因构成了气机升降循环周流。但此案之辨证值得商榷，以高血压头晕为据，无其他四诊信息补充支持，就辨为肝气上逆，显然欠妥。辨证者，辨的是整体之状态，何为整体状态？如辨为肝气上逆者，舌诊见舌边偏红、脉诊见左关亢，症见头胀头晕、性情急躁等，断不可以高血压、以头晕之症就代替整体。中医之辨证，始终关注的是当下整体状态，是全面的一种反映，不可落入以病代证、以症代证之误区。

3. 学员案（男，71岁，高血压头痛头晕案）

患者，男，71岁。

主诉：头晕头痛5日，测血压175/100mmHg。

舌象：舌尖红，苔略薄黄。

脉象：双关郁。

辨证：阴升阳降不利，气机瘀滞不畅。

施针：飞龙在天＋大叉通天彻地＋左春风右秋风。二诊取穴相同。

思路：此四针形成前后、左右之周天循环，使经气运行通畅。

疗效：连续治疗两日，一诊后好转八成，二诊后症消，血压为140/90mmHg。每次留针为90分钟。

（北京群，胡士河。齐炀编辑，2017年04月12日）

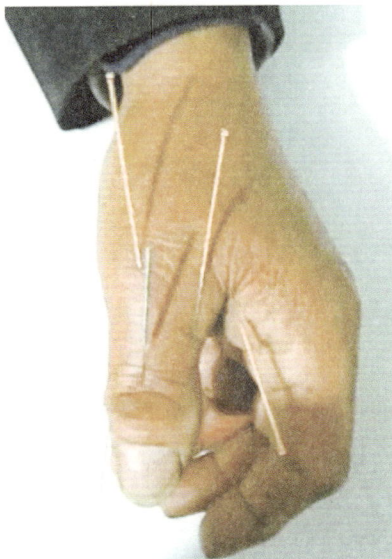

点 评

施针小周天及左春风右秋风，形成两个周天循环，使身体前后左右气血通畅运行，血压两日内得以调整恢复，思路明确，效果明显。

—— 小结 ——
（阴阳九针编辑部主编群）

张晓英：

阴阳九针对眩晕的治疗，如因肝阳上亢引起，秋风扫叶或亢龙有悔用之效果最佳，结合身体整体情况，配合飞龙在天或春风拂柳，升降相随，自成太极，循环无端，周流不息，则更为稳妥。通天彻地针法能疏通冲脉，沟通十二经脉气血，将上亢的天部气血直接引入地部，交通寒热虚实，对于高血压眩晕诸证效果立竿见影。

现代人由于不良的饮食和生活习惯，加之工作和生活压力过大，往往造成体内阳气虚亢于上，形成心慌，头晕，甚至头手麻木震颤等严重症状，凡此种情况，便可用阴阳九针的亢龙有悔针法，将虚亢的阳气引入阴，促进督脉交于任脉，则眩晕自除。

总之，我们在辨证眩晕或者高血压病症时，一定谨慎四诊合参，辨证施治，切莫根据一症片面为之。

余浩（任之堂主人）：

高血压的治疗，可以使用九针，但必须要切实判断患者体内的气机状况，该用秋风扫叶，就用秋风扫叶，该用通天彻地，就用通天彻地，该用飞龙在天，就用飞龙在天，疏通不通的地方，引领人体气机恢复到平衡的状态，自然血压就好转了。

心中无血压，针下有气机；

无为行针路，事事无不为。

三、中风后遗症、肢体活动不利

1. 余师案（男，62岁，中风偏瘫案）

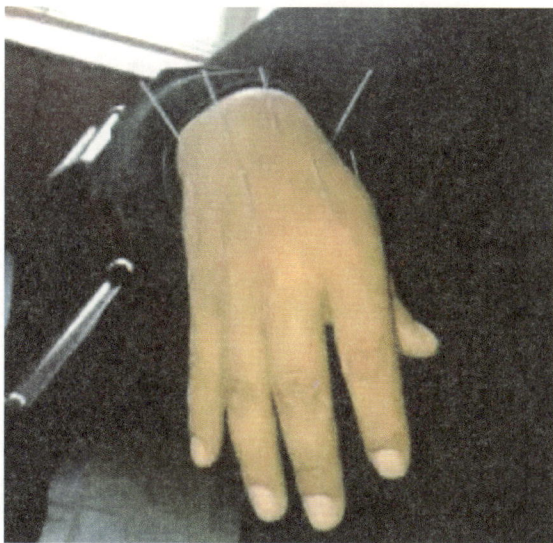

患者，男，62岁。

主诉：中风偏瘫。

舌象：舌暗淡，苔薄白。

脉象：脉细弱。

辨证：气虚血瘀，络脉闭阻。

施针：开四门＋类飞龙在天。

思路：疏通四肢。

疗效：留针时间不详，针后活动即感轻松。

（刘鹏飞编辑，2017 年 02 月 25 日）

点评

中风偏瘫，经络失荣，气虚血瘀，兵马未动，粮草先行，故开四门以备足粮草。疏通四肢，活动肢体，使气达病所，疗效加强。

2. 学员案（男，69 岁，中风后左侧肢体活动受限案）

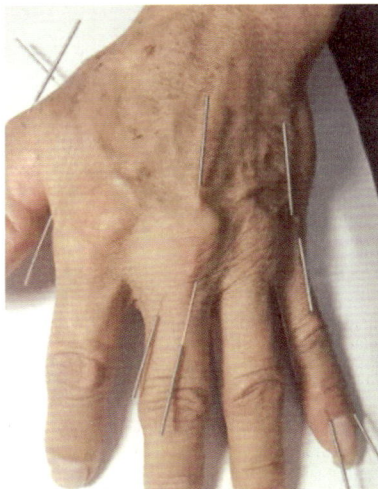

患者，男，69 岁。

主诉：中风后左侧肢体活动受限，左冻结肩，时间不详。

脉象：涩而少力。

辨证：气虚血瘀。

施针：止痛三针＋拉弓射箭。

疗效：留针时间不详，针后症缓两成。

（云南，王马荣。2016 年 10 月 18 日）

点评

对于中风后遗症，用止痛三针调动全身气机＋对应上下肢拉弓射箭的思路是值得肯定的。然此案例尚有 5 处可以改善，使两成的疗效再显著提高。

第一，是拉弓射箭的"拉弓"需要改善，特别是中指第一关节的拉弓，位置有点偏，没力道。

第二，是对应区的全覆盖，一般中风后遗症上肢要兼顾肩关节、肘关节、腕关节，而下肢要兼顾髋关节、膝关节、踝关节，才会显著改善肢体的活动能力，越大的关节越要先疏通和康复。

第三，中风后遗症，在疏通的针法到位之后，应该加针对应的4门穴，以开仓赈灾，使无力的肢体得力，使受限的肢体可以扩大活动范围。

第四，可以在患侧的手脚上扎左/右脉，此案例可以扎左手左脚的左脉，作为牵引针，把气调过来修复患侧。（如果不好扎，可以用手脚的天门作为牵引来代替）。

第五，一定要在留针时，嘱咐患者家属，带患者做康复运动，必要时，医者亲自上阵，先从扶髋关节，训练髋关节收回踢出开始，一周后再训练膝关节—踝关节。同理，训练肩关节—肘关节—腕关节。训练肩关节，用自己的手五指与患者的五指相扣，一手扣其手，一手托其肘关节，然后扶其手伸直之后以肩关节为中心点缓慢转动，鼓励其自己出力（患者能出1成，医者出9成；患者能出5成，医者只出5成；患者能出9成，医者出1成），训练1周后，就会慢慢恢复其对肩关节和髋关节的控制和指挥能力。留针期间不活动患部，疗效是没有保障的。反之，会有意外的惊喜。

3. 学员案（男，65岁，中风后遗症案）

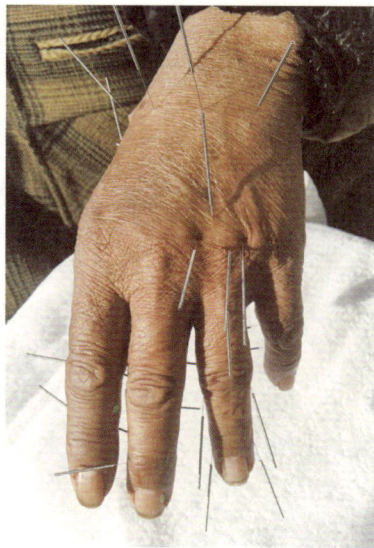

患者，男，65岁。

主诉：中风4年余，口齿不清，嘴偏左斜，精神尚可。右侧肢体无力无知觉，右腿拖行。

辨证：气虚血瘀。

施针：止痛三针＋开四门＋拉弓射箭＋木火穴。

思路：开四门放粮，止痛三针造场，拉弓射箭直达病所，木火穴治疗半身不遂。

疗效：留针时间不详，针后行走利索，膝盖可抬，脚踝待改善。

（编辑部，刘晓伟。王惠枝编辑，2016年12月06日）

点评

病久必虚，虚久多瘀。本案风中脏腑，病情重，病程长，元气大虚。此类病患如用常规手段很难短时取效。本案首先以开四门调动先天元气，指间关节掌侧平刺针开通冲任（相当于五轮针法＋通天彻地），再以止痛三针建立小周天循环，滑利周身关节，重建全身气血畅通的大环境。再以对应患侧拉弓射箭组合靶向治疗，佐以董氏奇穴特效穴木火穴，多法并用，强强联手，一次针即取效良好，让顽疾闻风而逃，真真木火通明之象！

—— 小结 ——
（阴阳九针编辑部主编群）

张晓英：

从上述案例可看出，在运用阴阳九针治疗中风及后遗症时，止痛三针，开四门，关节对应点，这三种针法用之最广，最多。

久病必虚，用四门穴，来调动人体的阳气，兵马未动，粮草先行，为治疗打好基础。

止痛三针，用飞龙在天，升发督脉阳气；用通天彻地既疏通人体的十二经脉，又可疏通人体冲脉；鱼际贴骨针，打开人体所有的关节。该组合建立人体的大循环，疏通关节，对于中风后遗症的恢复无疑是最对证的。

关节对应点用针，尤以拉弓射箭效强，注意关节通关从大关节到小关节须一鼓作气。一方面可疏通关节部位的瘀滞，另一方面可调动关节腔内储存的能量，为关节活动的恢复提供动力。

当然，中风不管在急性期或者恢复期的治疗，均应是综合性的，我们在运用阴阳九针进行治疗时，尚需配合汤药治疗、功能锻炼、中医推拿、艾灸等多种方法。

余浩（任之堂主人）：

九针治疗中风，疗效是经得起检验的，在活动不利的一侧，疏通手背上下肢对应的手指，配合开四门，开通道，可以在很短时间内见效，患者信心大受鼓舞。

消化系统病症

阴阳九针调气迅速，针对消化系统病症之核心病机——胃肠通降不利、气机紊乱，常能效如桴鼓。如多年的胃胀胃痛，可在数分钟内快速缓解乃至消除，令许多施术者惊叹神奇。

一、胃胀胃痛胃不适

1. 学员案（女，28 岁，胃不适案）

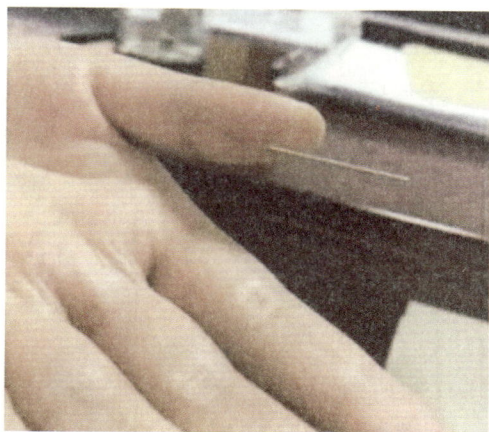

患者，女，28 岁。

主诉：胃不适 1 周，今晨起恶心，腹部冷。

辨证：中焦气机不畅。

施针：针通人和。

思路：疏通中焦。

疗效：留针时间不详，针入腹部暖和，胃上部出汗。

（江苏群，万久红。朱惠英编辑，2016 年 10 月 26 日）

点评

辨证施针，效果明显，值得学习。辨证施治，对于中医初学者，这是方便法门。待辨证方法渐熟悉，可逐步过渡为辨证施针，届时会把握得更准、更安全。

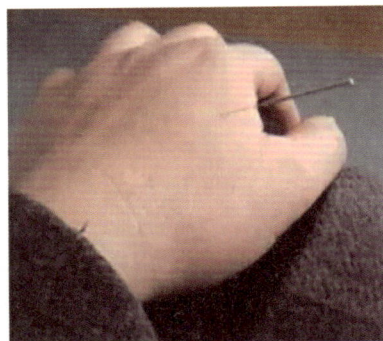

2.学员案（男，40岁，呃逆不止案）

患者，男，40岁。

主诉：呃逆不止，声响亮2小时。

辨证：胃气上逆。

施针：天人合一。

疗效：留针15分钟，针入即止。

（广东群，张昭一。赵静编辑，2016年11月12日）

点评

呃逆之症，乃胃气不顺，上逆动膈也。病程短，又嗝声响亮，考虑病性属实，直接通降阳明即可，故予天人合一以宣通中焦，针入呃止，效如桴鼓！

3.学员案（女，44岁，上腹痛、恶心泛酸案）

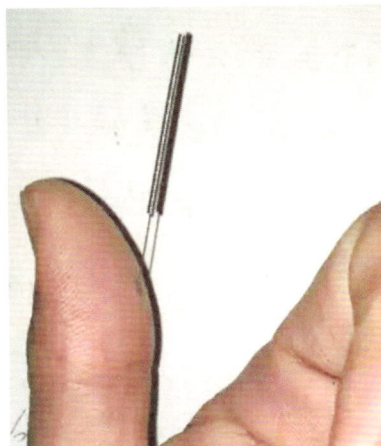

患者，女，44岁。

主诉：上腹痛，恶心泛酸腐2日。

脉象：右关郁。

辨证：食滞中焦。

施针：第二掌骨中点。

思路：以中治中。

疗效：留针30分钟，诸症全消。

（湖南群，蒋慧倩。刘鹏飞编辑，2016年12月24日）

点评

辨证准确，一针解决。以中治中为疏通中焦针通人和变化针法，比针通人和的施针难度低，患者也易接受，平时胃常不舒服的患者，可以自己直接按揉弹拨第二掌骨中点，也可以收到很好的疗效。

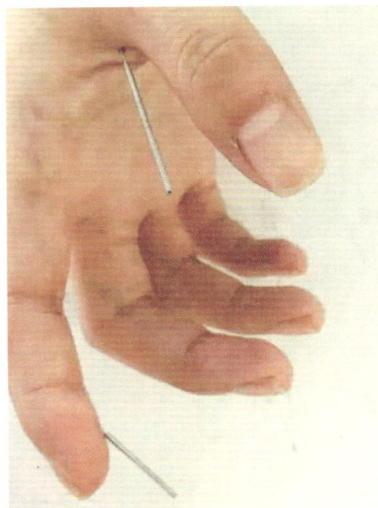

4.余师案（女，22岁，胃胀伴疼痛案）

患者，女，22岁。

主诉：胃胀，喉痛，看手机电脑头痛眼痛，时间不详。

脉象：右脉上越。

辨证：气逆上亢。

施针：大叉通天彻地+喉轮。

思路：大叉穴于有黑点处进针，喉轮于其附近青筋进针。

疗效：留针时间不详，针后喉痛消失。

（赵静编辑，2016年11月03日）

点 评

年轻女性，长期面对手机电脑，调用气血太过，使得气聚于上不得下达，降气之大通道阳明者，首当不利，故见胃胀、喉痛、眼痛、头痛等，病症名相繁多，然其要一也。一者，降气也，顺气也。经云："气得以顺，各从其欲，皆得所愿。"余师不拘名相，治疗直指核心，高屋建瓴，以针大叉穴通中脉（冲脉）也，中脉得通，十二经皆顺也。此案细微之处，在于下针点，大叉穴下针处有黑点，喉轮下针处有青筋，此为异常之象，病症反应之象，亦为治疗切入之点。阴阳九针进针点如何准确把握？不言而喻也。

5. 余师案（女，48岁，晕车呕吐案）

患者，女，48岁。

主诉：坐车时出现晕车、恶心呕吐。

辨证：清不升浊不降。

施针：飞龙在天+大叉通天彻地。

思路：升清降浊是关键，符合道的法则永远不会偏。可作为晕车特效组合针法。

疗效：留针时间不详，针入诸症消，后一小时山路安然无恙。

（李根生编辑，2016年11月02日）

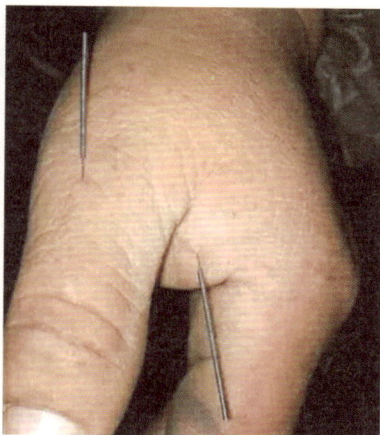

点 评

之一：晕车者，多为平素胃通降不好，浊降不畅清升不利。加之车上颠簸，此种清不升浊不降之势更加明显，故颇欲吐，其脉象临床多见右关郁而左寸不足。余师以飞龙在天配合大叉穴，升清降浊，调升降大循环。

之二：晕的前提，清不升浊不降，这两针是循环周流针，所谓小周天，其作用太广泛，若单单作为晕车特效针，可取名为舟车针。

之三：也可借用西医晕动症之意，取名为"晕动停"，由动而诱发升降不利更甚，浊居胸膈，晕而欲吐。

6. 学员案（男，40岁，胃痛胃凉案）

患者：男，40岁。

主诉：胃痛，胃凉2年余。

舌象：苔白略厚。

脉象：右关郁而弱。

辨证：中焦虚寒。

施针：飞龙在天 + 大叉通天彻地 + 针通人和 + 第二掌骨中点。

疗效：留针约30分钟，针后胃痛消失。

（山东群，王孟朝。门淑珍编辑，2016年12月20日）

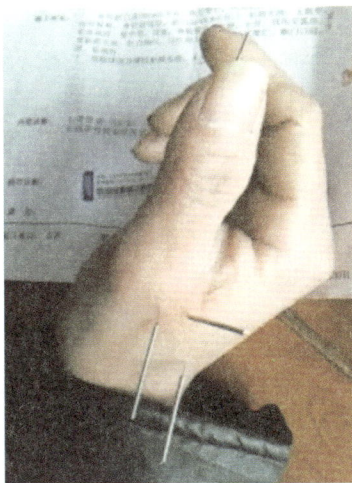

点评

　　胃痛总因中焦郁堵，胃降失司，只需抓住中焦即可，采用执中之法。本案以小周天一气周流，也暗含畅通前路之意。接着针通人和、以中治中皆对应中焦，针针相应。

7. 余师案（男，43岁，噎膈案）

患者：男，43岁。

主诉：幽门癌术后觉食后食道噎阻感1月余。

脉象：脉滑，关郁。

辨证：中焦郁堵，上焦之气不畅。

施针：掌心疤痕 + 鱼际纵纹 + 胃对应区。

疗效：留针30分钟，针后闷胀消失。

（赵静编辑，2016年10月30日）

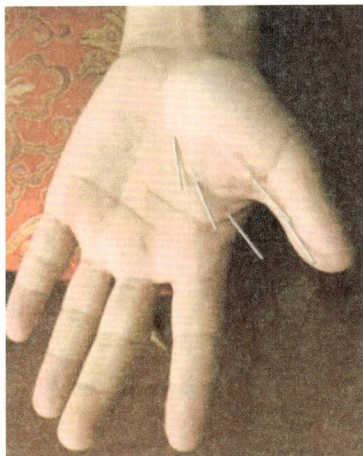

点评

　　鱼际纵向深纹行针，以宣通对应的胸部食道阻滞之气机；胃对应区施针以通降阳明；掌心疤痕者，手术损伤经络而致不通，呈现于外之象，针之以修复。

　　余师提示：这个案例，主要是说明手掌上的疤痕深，导致患者胸闷如有物梗阻感。针刺是顺着疤痕进针，疏通疤痕阻塞的气机。

　　手诊中，手上后天形成的疤痕、方形纹，常常是对应部位手术的外现之象，很多问题，我们可以从手上找到答案。

8. 学员案（女，45 岁，头痛口苦胃胀案）

患者，女，45 岁。

主诉：头两侧跳痛，口苦，胃胀，小便黄，颈僵，失眠，经期提前，烦躁，时间不详。

舌象：舌尖红，边有瘀点。

辨证：肝胆气逆，热浮于上。

施针：秋风扫叶＋飞龙在天＋针通人和。

疗效：留针 30 分钟，针后头痛缓解，胃胀减轻。

（广东群，张燕英。刘鹏飞编辑，2017年02月13日）

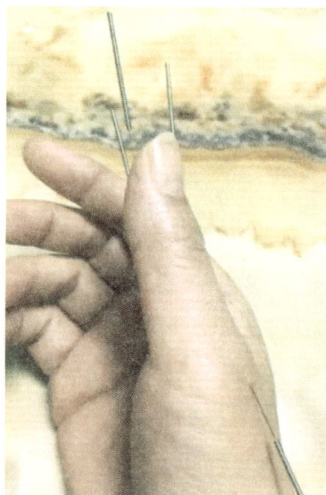

点 评

本案例头部跳痛，口苦烦躁，失眠，舌尖红，可知患者肝胆及胃气上攻！气机不降，施针飞龙在天、针通人和升阳疏胃调整阴阳循环，秋风扫叶降肝胆上攻之逆气！施针方案正确，头痛必然立即缓解！

9. 学员案（女，58 岁，心下痞痛案）

患者，女，58 岁。

主诉：心下痞痛半月，伴胁背及少腹胀痛 1 周。

舌象：舌暗淡，苔薄白。

脉象：双关郁，右关尤大，左寸不足，尺沉，脉细涩少力。

辨证：肝胃气滞，清阳不升。

施针：春风拂柳＋飞龙在天＋针通人和＋第二掌骨中点＋大陵海上明月。

疗效：留针 30 分钟，针后诸症消。

（湖南群，熊广华。赵晓勤编辑，2016 年 11 月 02 日）

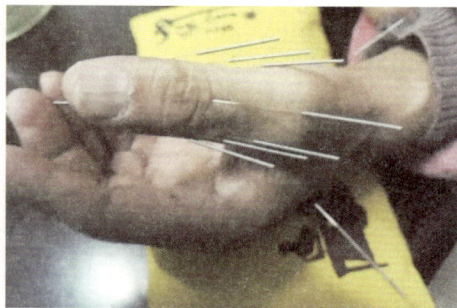

点 评

这是针脉结合运用的典型案例，用针前先予诊脉，有是脉用是针。患者心下痞，按之痛，右关郁大，为中焦郁滞之象，予针通人和加第二掌骨中点强刺激宣通中焦；胁肋胀痛，左关郁，为肝气不疏之象，予春风拂柳疏肝解郁；少腹胀、尺脉沉，考虑下焦气机不畅，予海上明月变针之大陵振奋下焦气机；后背正中亦有疼痛、脉细涩少力，考虑督脉之气不畅，予飞龙在天振奋督阳。

小结

（阴阳九针编辑部主编群）

李根生：

胃为水谷之海，以通降为顺；脾胃又位居中焦枢纽，地处上下气机要塞，此处不通，诸症蜂起。正常之时，肾水、肝木左随脾升而生心火；肺金、胆木右随胃而降，如此升降相因，一气周流。

如果中焦脾胃不通，如车轮之轴停止转动，四轮也随即停止。出现胃气上逆、胆火上扰、心火上亢、肺气不降等，可见胸脘满闷不适，胃胀、胃痛，返酸、呃逆、咳嗽上气、咽喉肿痛，心烦失眠等。

治疗紧紧抓住斡旋中焦为主，而冲脉为十二经之海，冲脉一通，诸经皆通。九针治疗选用执中之法。

通天彻地或通天彻地变针大叉穴，疏通中脉，百脉皆通；第二掌骨中点可用；双手劳宫透可用；针通人和系列可用；鱼际对应中焦之处也可用。其余加减可参舌脉证。

王孟朝：

余师阴阳九针针法针通人和治疗胃病，以中治中治疗胃病，通天彻地治疗胃病，效果肯定！吾通过近十个月以来应用任之堂余师阴阳九针针法临床实践，已运用九针之术治疗很多脾胃疾病患者。今把阴阳九针针法治疗胃病经验简述如下！

胃胀胃痛患者，伴右手脉关部郁大，属于中焦不畅，上下不能交通的病情，施针针通人和；也可联合针刺第二掌骨桡侧中点以中治中治法。

与气郁有关的肝胃不和之胃痛痞满不适症状，左脉郁象明显，可以针刺针通人和或第二掌骨桡侧中点配合春风拂柳针法。肝胆之气上升太过脉上越患者可以配和秋风扫叶以降肝胆上攻之逆气。

胃寒胃痛患者可以施针飞龙在天联合针通人和或通天彻地变针大叉穴形成小周天，使气机迅速一气周流，胃痛可以立即缓解消失。

晕车晕船恶心呕吐患者施针飞龙在天联合大叉穴可以使清升浊降，各种不适症状可以迅速解除！

余浩（任之堂主人）：

飞龙在天配上针通人和，或者加上第二掌骨桡侧中点，基本就可以解决所有胃部不适了，如果遇上浊阴上犯，加上大叉穴，即可解决问题。

二、腹胀、腹痛、腹泻、便秘

1. 学员案（女，35岁，腹胀腹痛伴呕吐案）

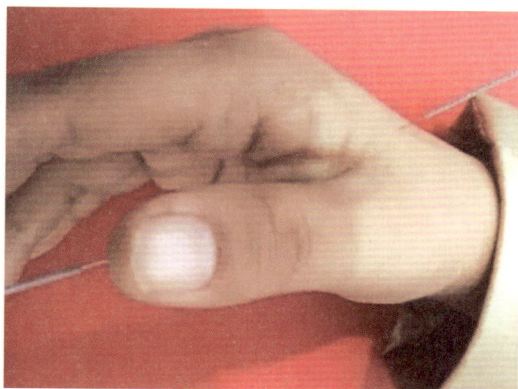

患者，女，35岁。

主诉：中上腹胀痛2日，加重伴呕吐半日。

辨证：中焦气机不畅，胃气上逆。

施针：通天彻地＋第二掌骨中点。

思路：以中治中。配合小柴胡和益生菌口服。

疗效：留针30分钟，针入痛止，呕吐感消失。

（广东群，梁益祥。黄蕴乐编辑，2016年12月14日）

点 评

从症状看乃寒入中焦，枢机不利，反为上逆，通天彻地、以中治中，均为对治之法，故而有效！

2. 学员案（女，50岁，小腹胀痛案）

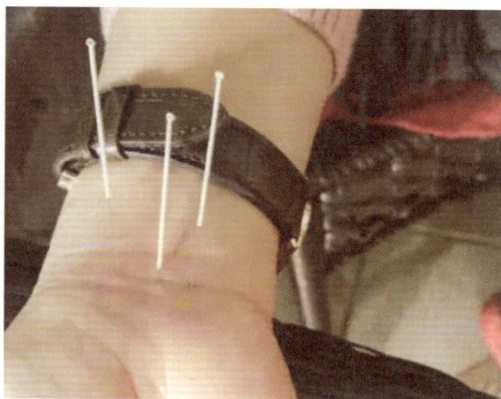

患者，女，50岁。

主诉：小腹胀痛10日。

辨证：下焦气机不畅。

施针：大陵海上明月加强。

疗效：留针20分钟，小腹发热，舒畅。

（山东群，李传真。赵静编辑，2017年02月11日）

（点）（评）

掌根为下焦对应部位，大陵海上明月加强强力疏通下焦，气机畅通，诸症皆除！

3. 学员案（女，50岁，晨起腹泻案）

患者，女，50岁。

主诉：晨起腹泻2日，伴腹胀，反酸，口淡无味，乏力汗出。

舌象：苔白腻。

脉象：似无力。

辨证：中焦气机逆乱。

施针：飞龙在天＋通天彻地＋大叉通天彻地。

疗效：留针60分钟，10分钟后打嗝，15分钟排气，腹胀消失，起针后余症消。

（湖南群，宋小平。冯文清编辑，2016年12月07日）

（点）（评）

气机紊乱，飞龙通天形成小周天一气周流，任督循环，各归各路，大叉穴通中脉，通达三焦，使诸症得解。

4. 学员案（男，62岁，腹部怕冷、腹泻案）

患者，男，62岁。

主诉：腹部怕冷伴大便次数多1年余。

舌象：舌质暗淡，苔白。

脉象：关尺细弦小紧。

辨证：下焦虚寒，气机不利。

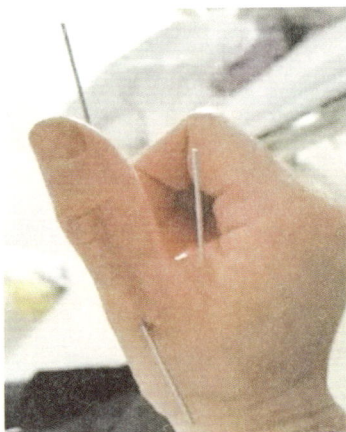

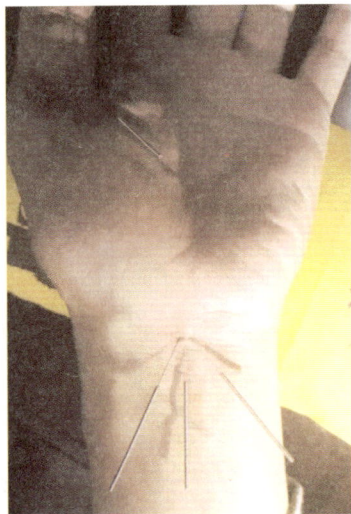

施针：海上明月＋大陵海上明月加强。

疗效：留针60分钟，好转六成。

（湖南群，熊广华。赵晓勤编辑，2016年11月02日）

点评

腹部怕风怕冷、大便次数多，脉关尺细弦小紧，舌暗淡苔白，舌脉症合参，考虑中下焦虚寒、气机不利，予海上明月、大陵加强针振奋下焦。此案例之效果，不是特别理想，考虑阳虚日久，非一日之功。其后续治疗方案可考虑：配合开小指腹轮或开地门，或将拇指明月用到中指上，或腹部加艾灸。

5. 学员案（女，79岁，腹胀痛，大便难，咽喉异物感案）

患者，女，79岁。

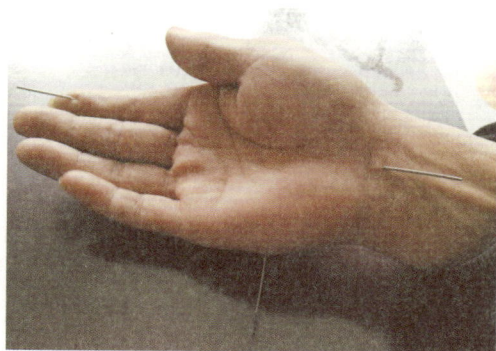

主诉：下腹部胀痛，咽喉不适3日，大便难。

舌象：苔白略厚。

脉象：双关下郁。

辨证：寒滞下焦。

施针：大陵海上明月＋喉轮＋逆右脉。

思路：云开见月，疼痛可消，喉轮调整喉部能量。

疗效：留针时间不详，针后诸症消。

（山东群，王孟朝。门淑珍编辑，2016年11月29日）

点评

本案症状以下焦为主，舌苔白厚，下腹胀痛示寒邪居下焦，阴寒凝滞，故便秘。清朗下焦，疏通下焦郁滞，大陵海上明月加作者所言的逆右脉（手小指侧对应人体下焦），思路灵活，下焦疏通力量加强，针入症消。喉轮对咽喉不适也是情理之中。

---- 小 结 ----

（阴阳九针编辑部主编群）

李根生：

腹胀腹痛腹泻便秘等症，九针治疗我们多执简驭繁，抓住一气周流的根本。

多选用以中治中、通天彻地类，海上明月类（大陵海上明月、海上明月），叉3，逆左右脉等。畅通中下焦，如此方能上下贯通。

升已而降，我们还可用加减飞龙在天类针法以加强降的作用，形成一气周流。

王孟朝：

余师阴阳九针针法中第九针海上明月针法可以打通冲脉和任脉在少腹的部分，对于少腹部阴邪填塞所致的腹痛、腹胀、腹泻、便秘及男科疾病或妇科痛经等病情，施针海上明月针法可以迅速疏散下腹部郁结的气机，使以上不适证候立即解除！

病情严重者可以海上明月变针大陵三针联合加强，或配伍大拇指掌侧根部海上明月以增强疗效，寒证明显者也可配合腹部灸疗；病程日久体质虚弱患者，可以辨证针刺天、合、人、地门，飞龙在天，通过调动自身能量升发阳气增强体质，或通天彻地针法导热下行以温下焦之阴寒；急性腹泻患者根据病情施针拇指飞龙在天，通天彻地及大叉穴形成大小周天一气周流，可使三焦通达，迅速调整肠胃功能；中上腹部痛胀患者施针通天彻地联合第二掌骨桡侧中点以中治中针法可以立即缓解；伴有情志不畅，精神抑郁患者，可以辨证配伍春风拂柳或秋风扫叶，疗效肯定！

余浩（任之堂主人）：

腹痛、腹胀、腹泻、便秘，这些名相不必一一纠结，我们要看清楚背后的实质，腹部气机不畅，只需要调理气机即可，这样腹部的很多疾病就会好转。

三、痔疮、便血

1. 学员案（男，25 岁，痔疮疼痛案）

患者，男，25 岁。

主诉：痔疮 7 年，剧痛加重 5 日。

辨证：气陷。

施针：阳池处类飞龙在天 + 龈交穴。

思路：督脉升阳，以阳池处类飞龙在天（取象手掌为人，阳池处正好对应人体腰骶部）升久陷之阳气，龈交穴为痔疮反应点，取下病上治之法，同时它又能交通督任二脉以畅周天路。

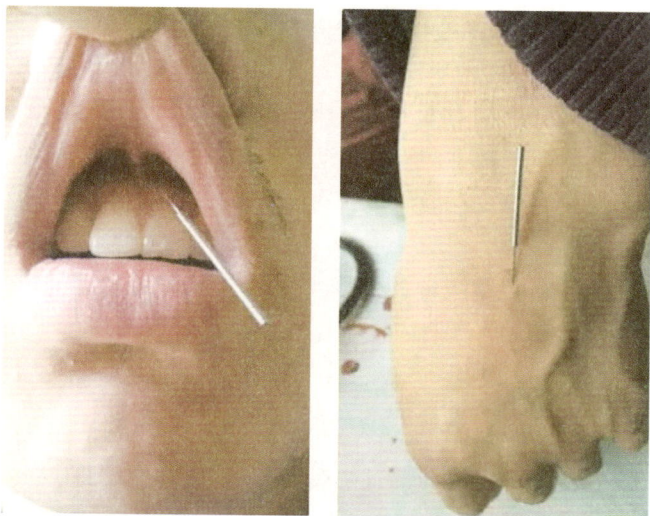

疗效：留针时间不详，针后痛消，出血止。

（河北群，九品莲花。赵晓勤编辑，2016年11月23日）

点 评

手背一针不论算类飞龙还是局部针，都有欲下先上之意，便秘和痔疮皆可扎之。龈交穴沟通督任，一降可成。下陷下堵之病，很多思路，择己善者而用之。

2. 学员案（男，42岁，混合痔案）

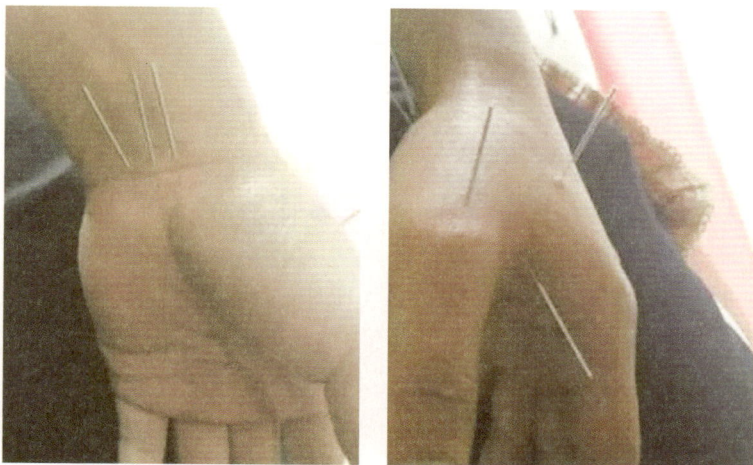

患者，男，42岁。

主诉：内痔兼混合痔10余年，最近痔疮破裂出血。

辨证：中下焦气机不畅，阳气下陷。

施针：大陵海上明月加强＋飞龙在天＋大叉通天彻地＋第二掌骨中点。

疗效：留针40分钟，针后肛门有热感，脱肛消失，余症好转八成。

（广东群，陈文龙。刘鹏飞编辑，2016年12月24日）

点评

此案中以大陵海上明月加强针加强局部通散之力，以飞龙在天和大叉穴形成一气周流打底，再以以中治中运转中焦，上下气机贯通，故而有效。

3. 学员案（女，35岁，便血伴肛周痛案）

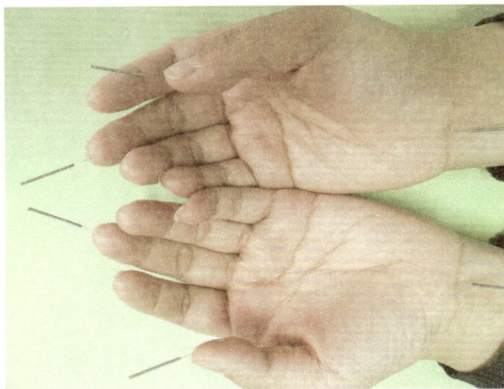

患者，女，35岁。

主诉：便血并肛周疼痛不适3日。

病史：痔疮病史，排便后可触及突出物，出血。

舌象：舌苔中后部黄腻。

脉象：右关郁。

辨证：中下焦湿热郁滞。

施针：亢龙有悔＋大陵海上明月＋第二掌骨中点＋百会。

思路：全息对应，下病上取。

疗效：留针时间不详，针后肛周疼痛消失，余症待反馈。

（北京群，李根生。李根生编辑，2017年03月23日）

点评

大陵海上明月治疗痔疮，为余师特效穴经验。本案采用下病上取之法，加入拇指及中指亢龙有悔，百会及以中治中针法，效果立显，可谓强强联合！思路新颖，值得称赞！

李根生：

痔疮多见于久坐不动或一些老慢支病人，可因下焦气机不畅或气虚下陷等原因。在对痔疮的治疗方面，九针有其独特之处。

首先属于下焦问题，我们就可以首选海上明月类（大陵海上明月、海上明月），叉1、2、3等对应部位下针作为打底针法。

另外，中医有上病下取、下病上治之法，故可以加头顶百会，或手指亢龙有悔针法（拇指和中指均可），同时会阴部也是阴阳顺接之处，在龈交穴寻找异常点进行挑治也是一种有效之法。

对于气虚之人，可以小周天周流一身之气，或可开地门补足下焦能量，或以阳池部飞龙在天针式，以取疏通局部、向上托举之力。

王孟朝：

海上明月针法治疗肛门疾病效果非常理想！一般轻症可以针刺大陵海上明月一针即可，重者可以施针大陵穴加强三针，或联合大拇指掌侧指根部海上明月，对应于人体为从会阴部附近向上施针，可以打开冲脉和任脉在少腹的部分，迅速解除少腹部阴邪的堵塞！这样好比漫天黑夜冉冉升起一轮明月，云开见月明的景象将会立刻呈现！

中焦郁堵明显者可以配合施针第二掌骨中点以中治中，及飞龙在天和大叉穴形成小周天而一气周流！另有尚有全息对应下病取之于上的思路，即施针患者双手拇指或中指亢龙有悔联合大陵海上明月，以中治中和百会针刺！以上几种施针方案可根据患者病情酌情选用，效果大都非常明显，很快即可缓解病情。

蓝传恩：

消化系统也涉及上下，主体在腹腔（上腹部及下腹部即盆腔），为中（人部）下（海上）焦，病机以郁堵为主因，总以疏通中下焦为首务。症状偏于中，则以以中治中为主（针通人和、第二掌骨中点、劳宫透等），偏于下则以海上明月为主，伴随症状或病机则参考其他病种随证加针。

沈定荣：

对于肝胆之火气上冲，胃气不降，而致胁下胀满作痛，或频频作呃，左脉弦而有力当如何应用九针治疗？

秋风扫叶可将胆火肝气上冲之势肃降下来；天人合一或针通人和（根据病人具体情况选用）疏通中脉，使胃气下降；鱼际禀肺金之气，可以取金克木之象，用上鱼际这一针可以缓肝之急。

秋风扫叶、天人合一（针通人和）、鱼际，就好比是泻肝降胃汤呀。对于长期肝胆之气上冲，胃气不降，向上调动气机太过，大脑处于虚空状态的，要加一针飞龙在天，给髓海提供一些精微物质，这样有升有降，周流不息，才能在最大程度上治愈疾病！

泌尿系统病症

中医重视从整体角度认识人体，泌尿系统属人体下焦，其诸多病症表现均不离下焦气化失司、水道不利这一基本病机。而阴阳九针之海上明月针法，专为助下焦气化而设，对于尿频、尿急、尿痛、尿不尽、尿潴留等症，常可立竿见影，起效迅速。

1. 学员案（女，26岁，产后尿潴留案）

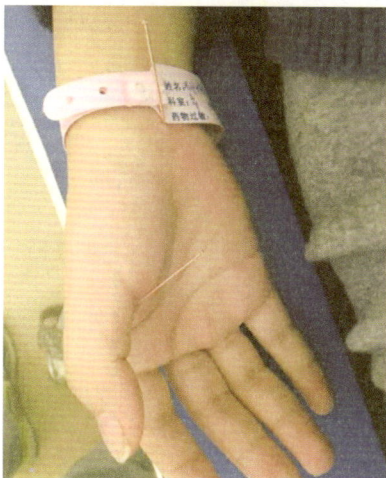

患者，女，26岁。

主诉：产后尿潴留4天。

辨证：产后气血亏虚，下焦气化不利。

施针：海上明月＋大陵海上明月。

疗效：留针30分钟，针入即有尿意，针后排尿顺畅。

（福建群，仁真。赵静编辑，2016年11月12日）

点 评

尿潴留之症，下焦气机不畅、气化不利也。经云：膀胱者，州都之官，津液藏焉，气化则能出矣。下焦膀胱气化不利，则尿液潴留。余师阴阳九针之海上明月及变针，专为下焦气机不利而设也，于尿潴留、便秘、泌尿系感染、男科病、妇科病等均有良效，凡病属下焦而致下焦气机不畅者，均可用之。或用海上明月，或用大陵，或海上明月、大陵协同作战，效专力宏。经云：知其要者，一言而终；不知其要者，流散于无穷。病症之象有万千，其核心之本只有一二，从调气入手，可执简驭繁，大道至简乎。

2. 学员案（女，68岁，尿频、尿痛案）

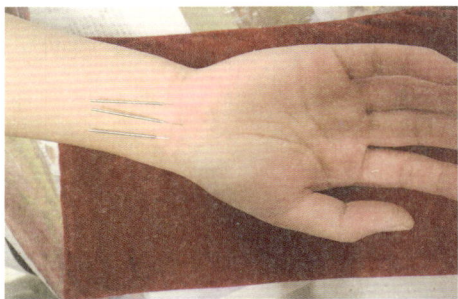

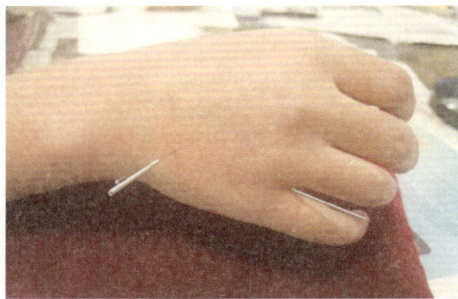

患者，女，68岁。

主诉：尿频，尿痛，时间1月余。

辨证：肾虚邪阻，下焦气化不利。

施针：大陵海上明月加强针 + 开地门 + 叉3。

思路：考虑老年肾阳渐虚，故尿频尿多，予开地门，海上明月；黑痣处是病机所在，邪客于下焦，故尿痛，予叉3导邪外出。

疗效：留针时间不详，针后尿次大大减少，无尿痛，双腿酸痛感消失。

（广东群，廖漫清。黄蕴乐编辑，2016年12月14日）

点 评

本案例开地门补充能量以调治下焦病变，大陵海上明月加强针配合叉3治疗尿频、尿痛疾病，经临床实践应用效果肯定，案中特别指出黑痣进针，更为画龙点睛之笔，必获佳效，故当夜症缓。

3. 学员案（男，69岁，前列腺增生，小便淋沥案）

患者，男，69岁。

主诉：小便淋沥不畅，阴部自觉阴冷，神疲乏力，时间不详。

病史：前列腺增生多年，具体时间不详。

舌象：舌淡，苔薄白。

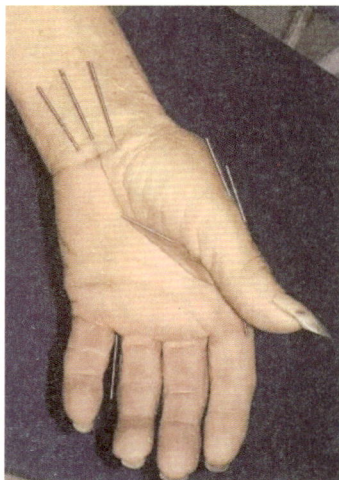

脉象：沉迟。

辨证：肾阳虚损。

施针：飞龙在天＋大叉通天彻地＋海上明月＋大陵海上明月加强针＋前列腺对应点。

疗效：留针60分钟，针后诸症消失。

（山东群，崔允峰。赵静编辑，2016年12月07日）

点评

前列腺增生，小便淋沥不尽，是膀胱气化无力，结合舌脉象，断为肾阳虚，海上明月清朗下焦，配合大陵、对应点皆是针对下焦的经典针法。病人年老体虚，又加飞龙通天周流一气打底补充。

小结
（阴阳九针编辑部主编群）

李根生：

泌尿系疾病的九针治疗，以清朗下焦为重点，兼顾周流一身之气即可解决问题。同针不同病，对所属下焦问题，完全可以跳出局部，从调整气机入手，执简驭繁。

首选海上明月类针法，加下焦少腹会阴对应区针法，其余根据舌脉症辨证加减。

用大陵海上明月、海上明月、叉3。大陵穴、拇指掌侧根部、叉3均对应人体下焦之海，海为人体阴气会聚之地，此处入针向上疏散，可起到清朗的作用，下焦气机流通起来，湿热经小便而出，自然郁热解除。可加用开地门或阳池穴，以增加下焦阳气之力，蒸腾气化下焦寒湿。还可加飞龙在天、通天彻地，周流一身气机，带动下焦郁滞之气，使流通无阻。

王孟朝：

阴阳九针九种针法中第九针海上明月可以迅速解除泌尿系疾患之苦！海上明月疏散下腹部郁结的气机，促进清气上升，浊气下降，施针之后迅速改变局部气机郁积！

海上明月针法有正明月、大明月和类明月之分，大拇指掌侧指根部进针为正明月；大陵处进针为海上明月变化针法，称为大明月；其他四指掌侧根部进针称为类海上明月。此针法施针对应位置相当于人体的会阴部位！治疗男性或女性泌尿系疾病、淋证，施针大陵海上明月可以很快缓解病情，病情严重患者可以大陵处三针加强针法或联合正明月或无名指与小指根部间隙进针！

体质虚弱或肾阳不足者可以开地门增强能量，飞龙在天联合大通天彻地一气周流形成小周天调整能量！本针法辨证施针可以治疗很多泌尿系统疾病如尿潴留，前列腺炎、前列腺增生所致排尿困难、疼痛等症状及妇科诸多症状。临床经常遇到肾结石患者急性绞痛发作者，施针拇指导龙入海针法可以数分钟内缓解绞痛。

蓝传恩：

泌尿系统位于海上（人部），海上明月为主体针，适当开地门补充能量，其他针随病机加减。特别提示：大叉、叉3透门针，在此亦可看作海上明月。

余浩（任之堂主人）：

泌尿系统对应的就是海上明月附近，通过在此处下针，即可疏通小腹部的气机，缓解局部气机不畅所导致的各种症状，如尿急、尿痛，从深层次来理解，也就是气机不畅而已。

妇科病症

妇科疾病是女性常见病、多发病。以妇科炎症、月经不调、白带异常、不孕不育、妇科肿瘤、乳腺疾患（也归入妇科）等最为常见。

妇科疾病主要涉及女性的生殖系统，中医归属为下焦。阴阳九针之海上明月针法为该系统病症的主治针法，如痛经一症，在大陵海上明月处施针，常能针入痛止。女性乳腺疾患，如乳腺增生、乳腺肿块等，目前临床特别常见，而阴阳九针治疗此类疾病十分有效，已反复验证之。

一、乳腺病

1. 学员案（女，40 岁，乳房胀痛案）

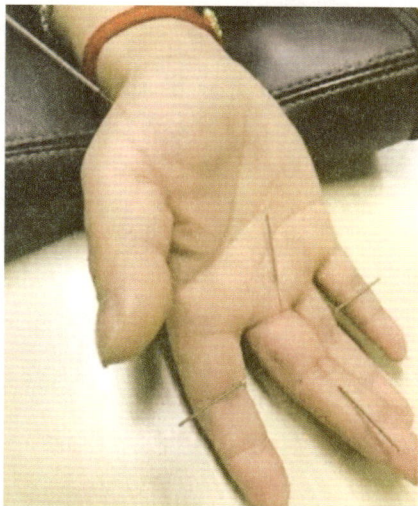

患者，女，40 岁。

主诉：乳房胀痛，时间不详。

病史：B 超查有小叶增生。

辨证：局部气机郁滞。

施针：乳房对应点围刺＋鱼际贴骨针。

疗效：留针时间不详，针下痛止。

（江苏群，王继东。朱惠英编辑，2016 年 12 月 13 日）

此案例选用局部乳腺对应点下针，加鱼际松解全身关节（开节）而达到止痛功效，针简效宏。气机郁滞责之于肝，肝气不疏，建议本案可加整体辨证下针，用左春风右秋风通小周天，郁结开后，效果能持续而不反复。

2. 学员案（女，38 岁，右侧乳腺增生案）

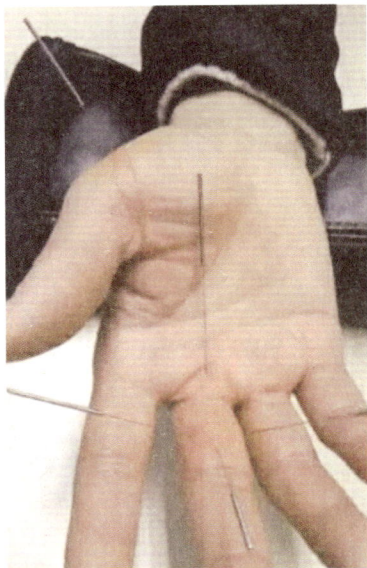

患者，女，38 岁。

主诉： 右侧乳腺增生，肿块略大于黄豆，时间不详。

辨证： 局部气机郁滞。

施针： 乳房对应点围刺 + 鱼际贴骨针。

疗效： 留针时间不详，一次治疗，肿块消失。

（江苏群，王继东。朱惠英编辑，2016年11月1日）

胸部乳房于手上全息对应区主要有二，一为中指近心端指节，一为大鱼际区。治疗时，中指区多用围刺法，鱼际区多顺异常纹路进针，同时嘱其按揉乳房，以同气相感、引气至病所，常可立竿见影，肿块结节当场变小。上述治疗方案为阴阳九针变化针法，非阴阳九针常规针法。因当今乳腺疾患日益增多，故分享之，更重要的是，嘱咐患者少生闷气、亲近自然、常读清静，此为治本之法。甲状腺问题、乳腺问题、子宫问题，均不离情绪也。

3. 学员案（女，60 岁，乳腺癌案）

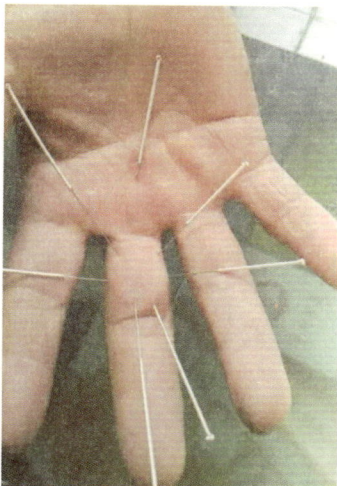

患者，女，60 岁。

主诉：乳房有肿块，时间不详。

病史：某医院诊断乳腺癌，无手术指征。

辨证：局部气机郁堵。

施针：乳腺对应点围刺。

疗效：留针时间不详，扎针几天后，肿块缩小一半。

（甘肃群，杨虎朝。杨虎朝编辑，2016 年 09 月 20 日）

🔵点 🔵评

　　乳腺为肝经、胃经、脾经等经络所过。"经络所过，主治所及"，许多经络出现问题都可影响乳腺。但女子以肝为先天，且女子多心思敏锐，常见肝气郁结、生气郁闷等影响肝木生发的情志问题。肝气郁结，常常会出现乳腺增生、乳腺癌等郁结之证。治疗可疏肝解郁，对应春风拂柳，配以秋风扫叶以形成气机循环。中指近节指骨对应胸部，两者联用，一个从根本解决，一个引气血至患处。其实飞龙在天配通天彻地，或大通天彻地，或止痛三针，或鱼际开节，或单用对应区针法都会有效。不必纠结于癌症或增生结节，只要是郁结舒展不利的皆可用之！

4. 学员案（女，36 岁，乳腺增生 5 年案）

患者，女，36 岁。

主诉：经前乳房胀痛伴文胸一圈胸背部牵拉痛，时间不详。

病史：乳腺增生 5 年。头胎分娩后不久发现乳腺增生，症状不明显，二胎哺乳期间症状加重，劳累后更明显。

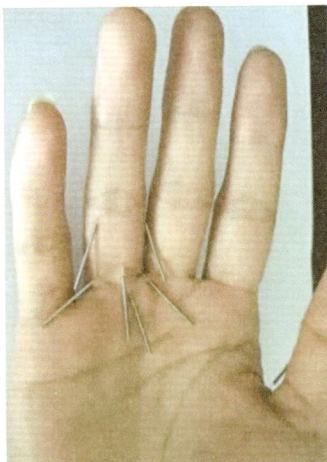

舌象：舌淡红，苔薄白，边有齿痕。

脉象：左关郁。

辨证：肝郁脾虚。

施针：大叉通天彻地＋乳腺对应点＋类春风拂柳。

思路：局部结节对应点下针，春风拂柳与大通天彻地对症。后续治疗配伍：通天彻地＋飞龙在天，左春风拂柳＋右秋风扫叶，大陵海上明月等调理。

疗效：留针时间不详，跟踪治疗两个月经周期后，经前乳房胀痛及胸背牵拉痛等症状消失，月经正常。

（广东群，袁雪云。何应强编辑，2016年10月24日）

5. 学员案（女，37岁，经前乳房胀痛案）

患者，女，37岁。

主诉：经期乳房胀痛，时间不详。

病史：乳腺增生8年。

辨证：肝血虚，脾气虚。

施针：针通人和＋乳腺对应点＋类春风拂柳。

疗效：留针时间不详，针下症消。

（广东群，赵琳。何应强编辑，2016年10月28日）

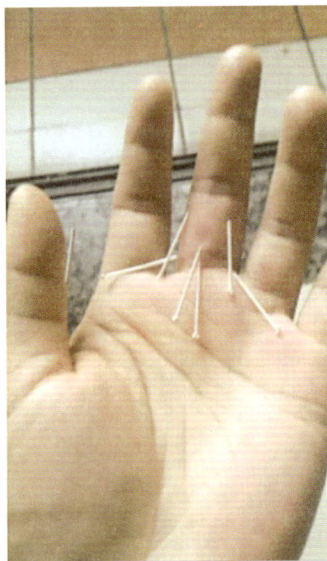

点评

之一：乳腺增生疾病，绝大多数发病与情志有关，除施针中指根乳房对应部位外，如果此患者再补上一针类导龙针法，可能疗效会更增强持久！

之二：案例4能很容易摸到结节大小，故直接在结上下针，不选择围刺而使用春风拂柳、大叉通天彻地是因为根据舌脉辨证为肝血虚，因虚致瘀（郁）。四诊合参调理全身与局部全息对应，疏通气机与局部散结并用，后续配合前后左右周天循环、大通天、大明月每周下针一组整体调理巩固疗效，两个月经周期痊愈。

案例5为施针者自身案例，其曾自学阴阳九针，先时按照中指对应乳腺结点围刺，虽然局部结节散开，但是整体辨证属于肥胖之人脾气虚，肝血虚，气机不利没有疏通到位；之后配伍其他针法，效果立显直呼神奇！

小 结

阴阳九针治疗乳腺疾患，局部对应针法如下图：

中指或无名指掌指关节面摸到结节为中心下针。

伴随症状如：胁肋胀痛；经前乳房胀痛；小腹胀痛；善太息等气机不利之症。

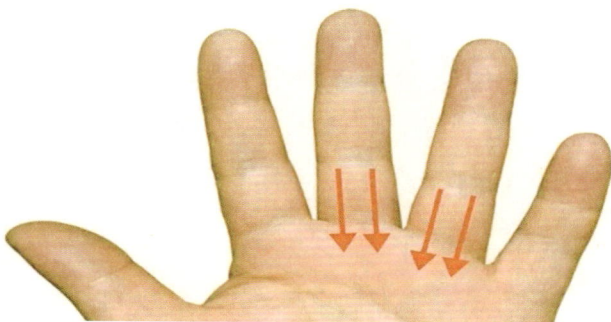

右侧中指　对 应　右侧乳房

左侧中指　对 应　左侧乳房

中指或无名指掌指关节摸不到结节，无伴随气机不利等症状者适合使用此方法围刺。

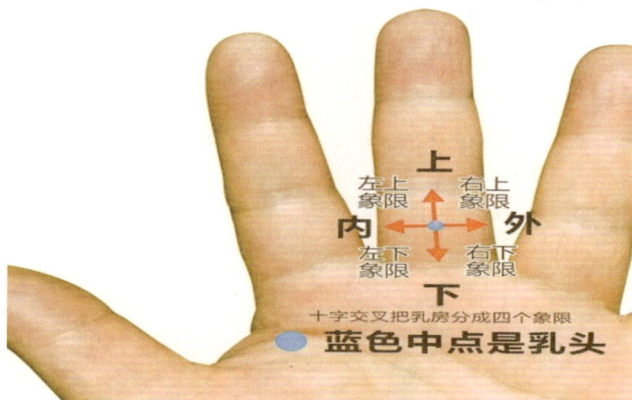

上
左上象限　右上象限
内　←→　外
左下象限　右下象限
下
十字交叉把乳房分成四个象限
蓝色中点是乳头

沈定荣：

乳腺疾病九针疗法为什么取中指第一节处为治疗点呢？

学习一下手厥阴心包经，心包经起于胸中乳头外一寸天池穴，出于心包，下

下 篇　阴阳九针实操·案例精选 ── 妇科病症

135

膈，历络三焦，止于中指中冲穴。根据经脉所过，主治所及的原则，可以看出，心包经可以治疗乳腺的疾病。

中指为手厥阴心包经循行所过，手厥阴心包经与足厥阴肝经为同名经。而女人以肝为本，以血为用，肝经绕阴器循行，扎此中指掌指部位可以疏通手厥阴心包经和足厥阴肝经，故而取此部位能治疗乳腺疾病的同时还可以治疗盆腔炎、月经不调、痛经、子宫肌瘤、卵巢囊肿等。

大陵为心包经的输土穴，心包属火，自然火生土了，由此可见大陵为健脾要穴。乳腺疾病与情志、压力等综合因素有关，乳腺为肝经、胃经、脾经等经络所过，大多数患者脾气虚、肝气郁滞、气机循环失调，那么九针治疗乳腺疾病，除了中指对应取穴以外，要配以大陵以正脾气虚；以春风拂柳、秋风扫叶，调肝之气机；鱼际为艮卦，对应胃，属阳明，脏腑别通于肝，所以治疗乳腺疾病时，鱼际也是必不可少的！

余浩（任之堂主人）：

这个穴位（中指掌指关节）虽然没有在九针体系里面，但临床效果确切，值得总结和推广。

二、痛经

1. 学员案（女，43 岁，痛经案）

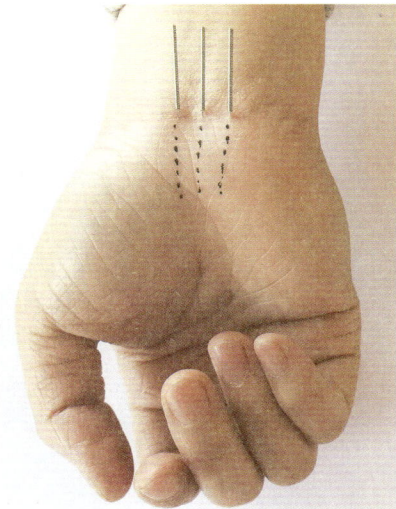

患者，女，43 岁。

主诉：痛经，时间不详。

辨证：下焦气机不通。

施针：大陵海上明月加强针。

疗效：留针30分钟，针后10分钟痛感缓解，30分钟后痛感消失。

（福建群，佘少云。2016年10月19日）

点 评

海上明月针是针对下焦而设。而痛经，为下焦不通的典型症状表现。施海上明月变针之大陵加强，宣通下焦，力量强大，可为痛经之特效针法，同时若患者配合跺脚，效果更好。

2. 学员案（女，16岁，痛经案）

患者，女，16岁。

主诉：反复发作痛经1年余，痛时直不起腰。

辨证：下焦气机不通。

施针：大陵海上明月＋无名指、小指处类海上明月。

疗效：留针10分钟，针入痛止。

（山东群，吴井奎。赵静编辑，2017年01月07日）

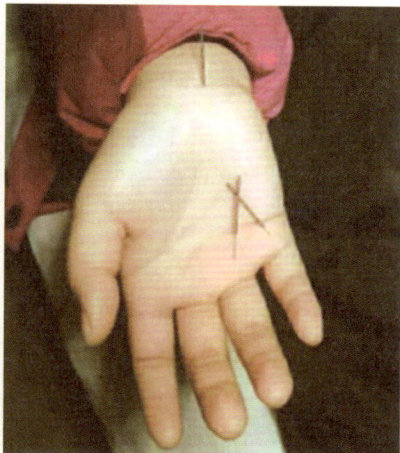

点 评

痛经三针，其实就是三个海上明月联用，一针在中，两针在侧相当于腹股沟，值得借鉴。

3. 学员案（女，20岁，痛经案）

患者，女，20岁。

主诉：痛经6年余。

辨证：下焦气机不通。

施针：大陵海上明月＋海上明月＋两髎对应区。

疗效：留针12分钟后疼痛感消失。

（天津群，王芹英。2016年10月05日）

点 评

全息取象，三处明月，强强联合，效专力宏！

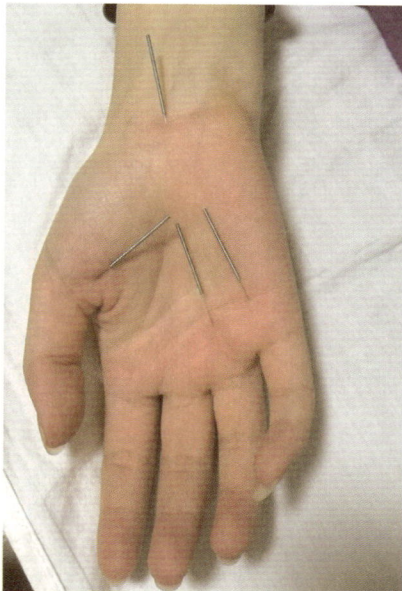

4. 学员案（女，25 岁，痛经案）

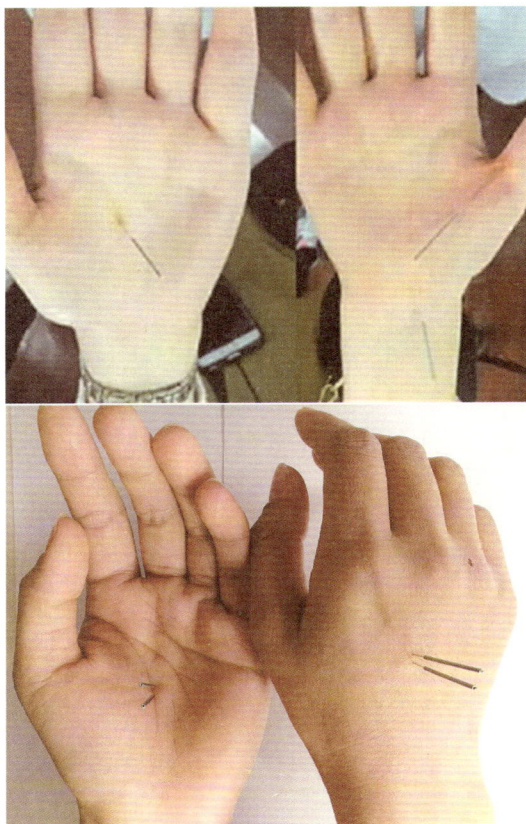

患者，女，25 岁。

主诉：自初潮开始即痛经，多方诊治效果不显。

辨证：下焦气机不通。

施针：劳宫透 + 海上明月 + 大陵海上明月。

思路：劳宫透左升右降，打通气机，两个海上明月从阴化阳、散下焦阴气。

疗效：九针治疗共 6 次，近 3 个月来未再出现痛经表现。

（北京群，妙成。齐炀编辑，2017年04月10日）

点 评

劳宫透，左手内劳宫透外劳宫，右手外劳宫透内劳宫，左升右降，中焦斡旋，地部阳载阴升，天部阴覆阳降，如此循环反复，就是一气周流，人体气运动圆融自然无病。所以劳宫透一扎，即可扭转乾坤，中焦一气流动，很多问题就解决了！如果此病人配合太极周天灸效果会更好！

——— 小 结 ———

（阴阳九针编辑部主编群）

张晓英：

在临床治疗中，阴阳九针中的海上明月针法，从大拇指掌侧指根部进针，或者从手掌掌根部，相当于大陵穴的位置进针。对应于人体，则相当于会阴部，针行路径则相当于任脉或冲脉的小腹段，意在小腹建立一个通道，疏散下腹部郁结的气机，改变局部瘀滞的状态，"通则不痛"。

如果将无名指和小指看作两腿，掌指关节内侧，对应的就是腹股沟，部分痛经患者以两侧小腹部疼痛为主，用此二针不仅能迅速缓解侧腹部疼痛的症状，亦是对海上明月效果的加强。

三针合用，可快速改变胞宫瘀滞的状态，对于小腹部胀满疼痛，往往是立竿见影，入针痛止。

根据人体交叉平衡的对应法则，掌根部和足跟正好相对应。因此，对于痛经患者，在留针期间叮嘱其踩脚跟，亦可改变小腹瘀滞的状态。

沈定荣：

痛经之症多因宫寒，寒性收引，凝滞主痛。什么情况下会引起下焦受寒？在生活中随处可见，例如大冬天的穿船袜脚脖子露在外面，穿破洞裤、穿短裙（寒邪从下肢侵入胞宫）；穿低腰裤，腰和肚脐都露在外面等。

那么宫寒引起的痛经、月经推迟如何下针？寒主收引，月经才推后，寒凝血脉则不通，不通则痛。天门、合门、地门、阳池好比红参和附子起到阳动冰消的作用；大陵、海上明月在下焦建立一个气场，阴邪自散！

余浩（任之堂主人）：

不通则痛，不荣则痛，无论是什么原因所致的痛经，都可通过调理小腹部在手上的对应区域来治疗。如果效果不能立竿见影，可以在骶骨对应的区域用针，前后相随，调理背后的气机，对于前面的气机郁堵，也是大有好处的。

三、月经不调

1. 学员案（女，20岁，月经淋沥不尽案）

患者，女，20岁。

主诉：月经淋沥不尽1月余。

舌象：舌淡红，苔白。

脉象：双关郁大，右关明显，脉弦细。

下篇　阴阳九针实操：案例精选 ｜ 妇科病症

139

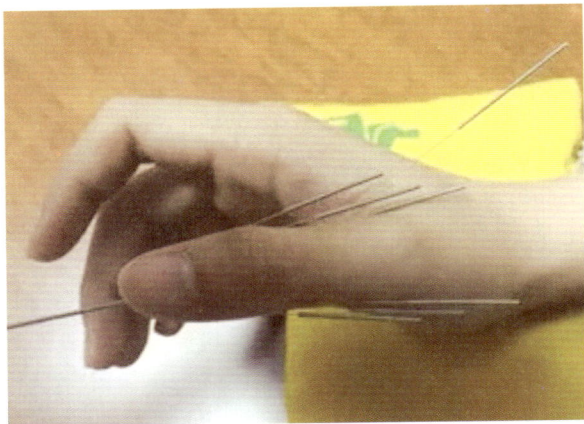

辨证：肝胃气滞，冲脉不调。

施针：春风拂柳 + 针通人和 + 第二掌骨中点。

疗效：第二掌骨中点行针强刺激并嘱患者揉按胃脘部 1 分钟后，郁脉之象大减，留针 30 分钟。后反馈当月月经即已止住。

（湖南群，熊广华。熊广华编辑，2016年11月11日）

点 评

之一：经云：冲为血海，冲脉隶属阳明。患者双关脉郁大，右关尤其明显，考虑中焦气机郁滞，阳明经气不畅，冲脉自然不和，而致血海不调，故见月经淋沥不尽。又女子以肝为先天，肝主藏血，疏泻气机。据脉象及病机分析，故以针通人和配合第二掌骨中点强刺激，重在通降阳明，使冲脉调和；以春风拂柳疏达肝气，木郁达之也。

之二：月经淋沥不尽属于中医漏证范畴，崩漏的发病大多因冲任损伤，肝脾肾功能失调导致。本案例结合主证及舌脉乃较典型的肝胃气滞，冲任受损所致。针通人和自天部下部分，向下平刺，到达地部的上部分，可以疏通任（冲）脉中段，疏通中焦瘀滞的气机。第二掌骨以中治中针法正对右关郁大的脉象，针刺疏通右手中指的中间这一段以配合针通人和，可疏肝降胃，消痞散结，中焦气机通畅，清升浊降，升降有序，即可达到和的状态。春风拂柳针法意在疏理郁积的肝气，促进肝气的条达，解除肝郁的状态。

对于人体气机郁滞、壅塞之病，在留针时配合相应瘀滞部位的按揉、拍打，更可加强针刺的效果，引气达病灶，增强疏通之效。

四、白带异常

学员案（女，53 岁，小腹反复隐痛伴痞满、白带多案）

患者，女，53 岁。

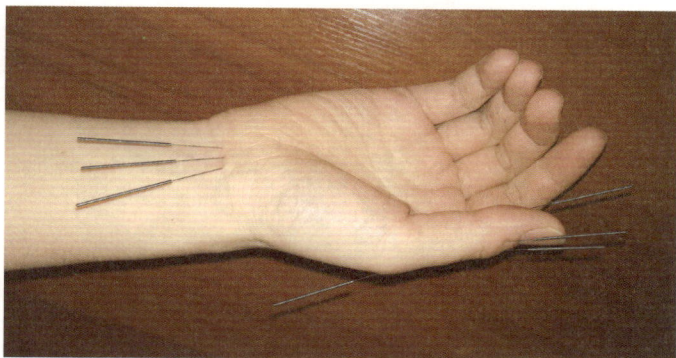

主诉：小腹反复隐痛伴痞满，白带多1年余。

脉象：左脉陷下，右关及关下郁大，尺滑大。

辨证：湿阻阳陷，中下焦气机不畅。

施针：飞龙在天＋导龙入海＋通天彻地＋大陵海上明月加强针。

疗效：留针60分钟，针下痛止痞消，第二日反馈白带明显减少。

（湖南群，熊广华。熊广华编辑，2016年09月27日）

点评

小腹不适、白带多、尺脉滑大，为湿郁下焦、气机不畅，以导龙入海针法排湿浊，以大陵海上明月加强针法宣通下焦气机；兼左脉下陷，为阳气升发不利，以飞龙在天针法振奋阳气、蒸腾气化湿浊；痞满兼右关郁大，为中焦气机不通，以通天彻地针法通中脉。脉、证、施针，三者吻合，故效果明显。

—— 小结 ——
（阴阳九针编辑部主编群）

沈定荣：

纵观带下病症的九针处方，主针都离不开海上明月、大陵、春风拂柳、秋风扫叶、飞龙在天。

一般情况下，带下缘于冲任或胞宫失调。而名为带者，责在带脉不能约束，另外带脉与情志因素的关系也非常大！

大陵穴位于掌根处，对应人体下焦，而带下病为下焦病，此为其一；同时大陵为心包经的输土穴，心包属火，火生土，由此可见大陵为健脾要穴。大陵可以火生土，脾土旺则湿自消，所以女性带下，大陵加强针法是必不可少的！

故治法上，用海上明月、大陵好比是收涩之药；用飞龙在天、春风拂柳、秋风扫叶以达到胜湿、升清阳、宣气机的目的；如果此时再配上地门，则强强联合，化瘀通滞的作用更为明显！此为带证的常规用针法则。

蓝传恩：

　　妇科病症之病位离不开少腹（盆腔），无论是瘕是痛还是经多不尽，都因此处杂乱不通不和，以通为首为急，海上明月是首选。妇科病多兼有中焦（人部）不通或者不和，宜配合以中治中针法以通中、飞龙在天和导龙入海以祛湿，开海、通中、祛湿三法共奏良效。

皮肤科病症

临床上皮肤科病症，如痤疮、荨麻疹、湿疹、带状疱疹等，常反复发作，难以治愈。阴阳九针对于一些常见皮肤病，有较好疗效，若能配合汤剂内服及遵医嘱调护，或可痊愈。

1. 学员案（男，65岁，带状疱疹案）

患者，男，65岁。

主诉：右胁肋及背部带状疱疹7日。

舌象：舌红苔白。

脉象：弦。

辨证：肝经湿热。

施针：对应处施针。

疗效：留针30分钟，第二次施针时，症状明显改善。

（山东群，王孟朝。门淑珍编辑，2017年01月15日）

点评

带状疱疹治疗起来很是麻烦，九针治疗有其独到之处，我们一般会集中兵力攻击患处——采用短针密集平刺对应部位，效果明显，需要坚持治疗。此例治疗两次已大效，可资借鉴。

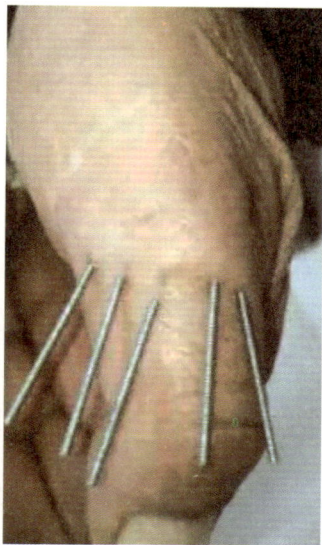

2. 学员案（男，36岁，右食指末节指腹慢性湿疹案）

患者，男，36岁。

主诉：右食指末节指腹反复深在性水泡、脱屑、皲裂1年余。

辨证：局部湿阻气郁。

施针：食指鼎三针＋叉1+大叉通天彻地。

思路：病邪局限于食指末节腹侧，阴阳不能和，引浊邪下归。

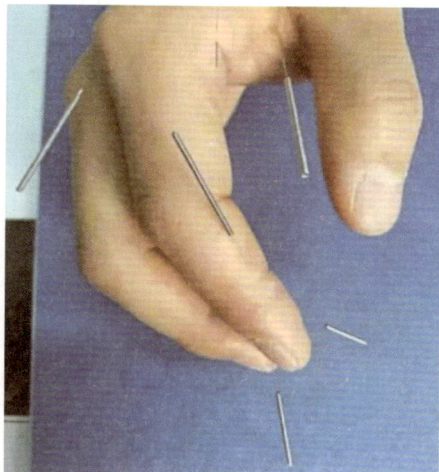

疗效：留针时间不详，食指鼎三针间断治疗 3 次，皮肤明显好转，后加叉 1、大叉通天彻地，给浊邪以出路善后。

（北京群，李根生。王韬编辑，2017年01月03日）

点 评

本案例食指末节腹侧湿疹，采用局部鼎三针聚集能量进行疏通，大叉通天彻地和叉 3 排污除湿，思路新颖，效果明显，值得学习借鉴！

3. 学员案（女，30 岁，面部痘疹案）

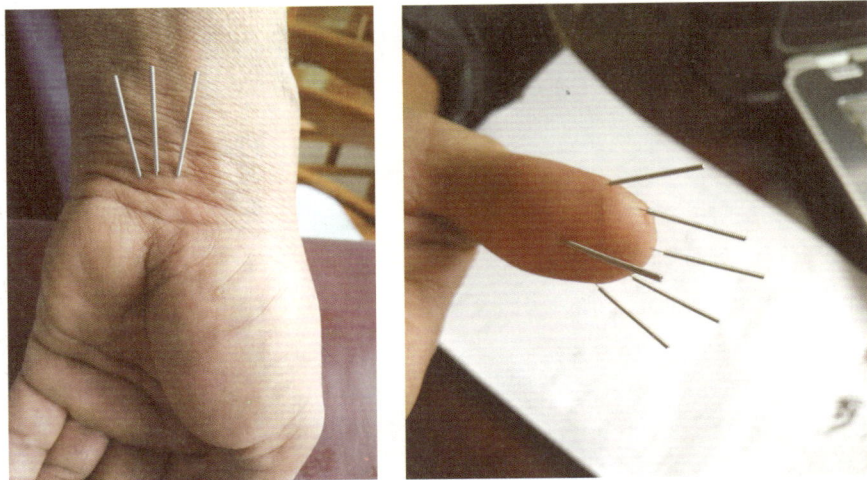

患者，女，30 岁。

主诉：面部痘疹发作一年余，伴白带多，小便不适。

舌象：苔白厚，舌下络瘀。

脉象：偏弱。

辨证：上热下寒。

施针：孔雀开屏针法 + 大陵海上明月加强针。

思路：针对面部痘疹施余师经验针法之孔雀开屏，大陵海上明月加强针治疗妇科病。

疗效：留针 3 分钟，治疗 2 次，面部痘疹明显改善，腹部不适消除。

（山东群，王孟朝。门淑珍编辑，2016年11月22日）

点 评

面部痘疹，白带多，脉弱，属上热下寒体质可能性大，属能量分配不均问题，引热下行针法应用得当。考虑远期疗效，建议加针飞龙在天针法以构成能量相济循环。

4. 余师案（女，35 岁，荨麻疹案）

患者，女，35 岁。

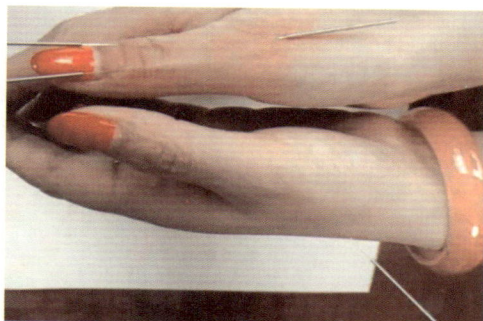

主诉：荨麻疹反复发作 1 月余。

脉象：左寸不足，脉滑。

辨证：心阳不足，湿气内盛。

施针：导龙入海 + 飞龙在天 + 天门透劳宫。

思路：导龙去湿，飞龙升阳，天门透劳宫强心。

疗效：留针 30 分钟，疹子渐消。

（张黎编辑，2016 年 09 月 26 日）

点 评

经云："阳化气，阴成形"，"诸痛痒疮皆属于心"，飞龙在天配合导龙入海针法，可助阳气化、导湿气下行，乃治湿邪为患的首选；天门透劳宫针法，可强心阳通血脉，是治皮肤疮疹的不二选择，尤其是颜面皮肤病（心其华在面）。

5. 学员案（女，28 岁，面部痤疮案）

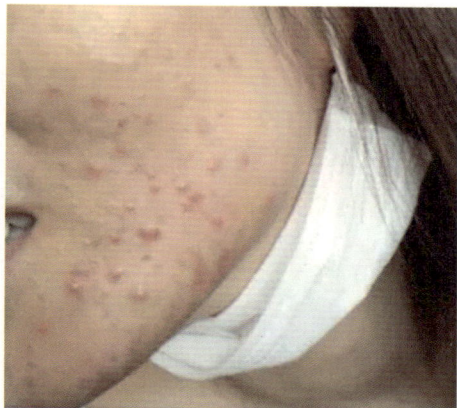

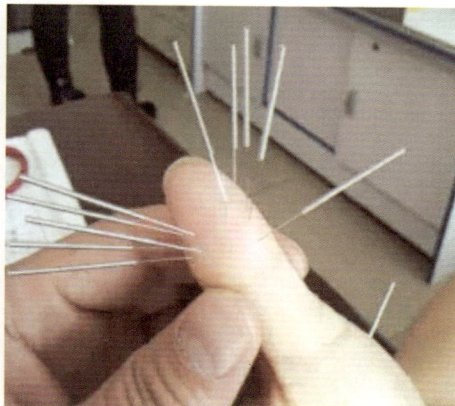

患者，女，28岁。

主诉：面部痤疮反复发作3年余。

舌象：舌淡暗，苔白。

脉象：寸弱。

辨证：心阳不足，血脉不畅。

施针：天门透劳宫＋对应部位施针。

疗效：针后面部轻松，紧绷感消失，后期疗效随访。

（山东群，王得杰。赵静编辑，2017年03月20日）

点评

诸痛痒疮皆属于心，心之华在面，且寸脉弱，以天门透劳宫强心阳通血脉甚为合适。同时取对应区密集浅刺之法，以局部治局部，以皮治皮。思路清晰，效果明显，值得借鉴。

6. 学员案（男，27岁，左拇趾外伤案）

患者，男，27岁。

主诉：左足拇趾甲下血肿疼痛1月余。

病史：1个月前干活时重物挤压左拇趾，导致甲下血肿，继发甲沟炎，局部瘀血肿胀疼痛。

辨证：局部气滞血瘀。

施针：先给予甲根切开引流血肿，后予类飞龙在天＋类导龙入海＋八风点刺放血。

思路：考虑局部瘀血阻络，恶血不去，新血不来，当疏通局部瘀阻。

疗效：留针时间不详，连续治疗3次，停两天未做任何处理，日见好转，肿消，颜色近于正常，无疼痛。

（北京群，李根生。李根生编辑，2016年10月25日）

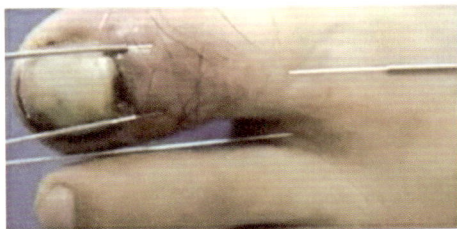

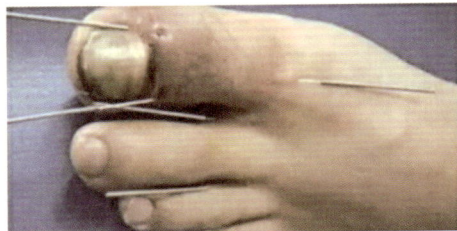

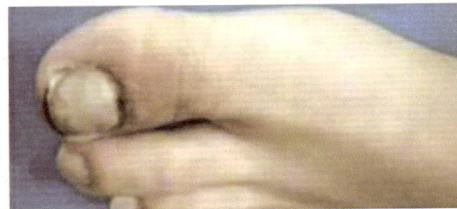

点评

此案为阴阳九针治疗外伤病症，以八风点刺放血去除瘀血邪气，以局部飞龙在天配合导龙入海升降周流改善局部气血。一方面去宛陈莝，一方面疏通气血，治疗外伤，思路清晰，效果明显，很有学习借鉴意义。

7. 学员案（女，37岁，足跟处鸡眼疼痛案）

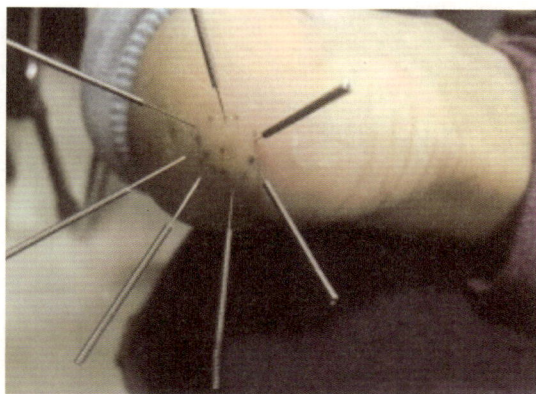

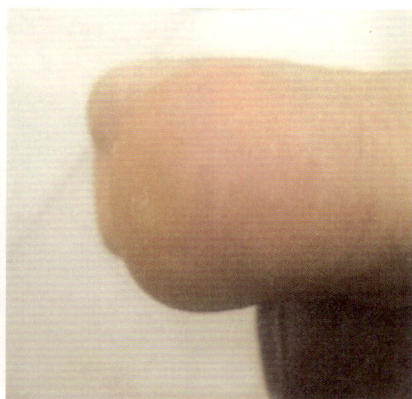

患者，女，33岁。

主诉： 脚后跟鸡眼疼痛数年，不能穿高跟鞋。

辨证： 局部气滞血瘀。

施针： 局部围刺。

疗效： 留针30分钟，半个月后反馈好了九成，可穿高跟鞋走路而不痛了。

（广东群，钟文梅。刘鹏飞编辑，2017年04月09日）

点评

九针治鸡眼为一绝：局部围刺法，团团围住，核心一击。鸡眼是脚和鞋子摩擦、挤压造成的，鸡眼是倒锥形的圈，外大里小，一般一个。鸡眼应与跖疣相鉴别，跖疣具有自体传染性，随着时间的推移越传越多，最大的特征是中心有黑色根须状物。九针治疗跖疣与鸡眼类似，只是要外用腐蚀跖疣类的药物即可根除。

8. 学员案（女，64岁，足底鸡眼案）

患者，女，64岁。

主诉： 失眠多年，烦躁不安，伴双眼睑结膜充血有干涩感，脚底长鸡眼数十年。

舌象： 舌质淡，苔少而干，舌中有裂纹。

脉象： 双寸上越，双关郁，尺脉弱。

辨证： 中焦郁滞，上下不交，日久伤阴。

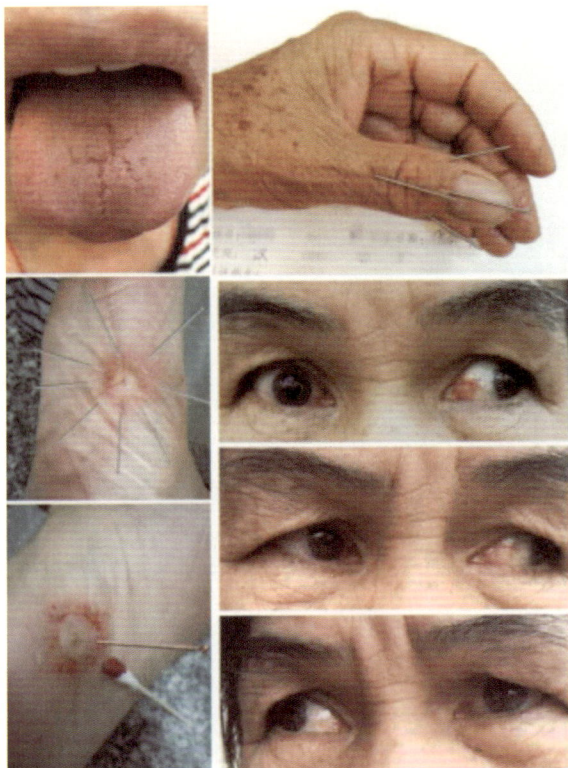

施针：倒飞龙在天＋秋风扫叶（因惧针，未予多扎），局部围刺。

疗效：留针30分钟，取针后发现右脚底有一直径约1.5厘米的鸡眼，存在数年，时好时坏，曾多方治疗无效。隔日二诊时，予脚底局部围刺，出不少黑色恶血，硬结有所变软。眼结膜的红色血丝消退不少，睡眠有所改善。半月后反馈，足底鸡眼已差不多痊愈。

（广东群，钟文梅。刘鹏飞编辑，2016年10月9日）

点 评

白睛血红在上，脚底鸡眼在下，舌中裂纹而且双关郁——很明确的中焦郁堵伤阴，上下水火不能相济。第一次扎针倒飞龙＋秋风，降气机；第二次扎鸡眼围刺，引火下行。值得称道的是施针医师的整体辨证思维。上病下取，下病上治，上下不调而求之于中，上中下三焦本是一体，一气通达化三焦，此中医整体观也。此案若非患者惧针，完整的用针思路可考虑加用劳宫透针法，或许取效更快。

张晓英：

纵观上述案例，结合舌脉和症状，不论是带状疱疹、湿疹或痤疮，还是荨麻疹都与体内湿邪留着、邪瘀气机阻滞有莫大的关系。

《素问·至真要大论》中有"诸痛痒疮，皆属于心"。看到这句话很多人会有疑虑，其实"痛""痒""疮"的形成和"心主血脉"均有很大的关系。案例中用天门透劳宫针法进行治疗，意在引天门之能量到达心，增强心主血脉的功能，使气血通畅，血活瘀化，如此病变部位的郁积便能有处可去。

导龙入海和飞龙在天的经典组合，在治疗湿邪为患时收效最佳。"飞龙在天"是引正气来攻邪气的，邪在上用正飞龙，邪在下，用倒飞龙。"导龙入海"是排邪气的，邪在上，则引邪下行；邪在下，则透邪外出。可广泛运用于各类皮肤病的治疗。

最后不得不提到治疗皮肤病所用到的局部对应点浅围刺法。运用阴阳九针全息对应的理论，在人体大拇指或手足部对应点进行围刺（围刺法是一种在病变部位周围进行包围式针刺以达到提高疗效为目的的刺法），直击病灶，集中力量治疗，效果立竿见影。

总之，阴阳九针治疗皮肤病，以飞龙在天和导龙入海为基础，以局部对应点围刺法为主，再辨证搭配通天彻地、海上明月等针法来疏导体内的病邪，皆能取得良好的效果。

杂 病

本章涉及病症种类不一，主要精选具有启发意义的案例，旨在呈现阴阳九针调气之妙，传递灵活的取象思维，阐明法阴阳的重要性。

1. 余师案（女，45岁，舌两侧发烫烧灼感案）

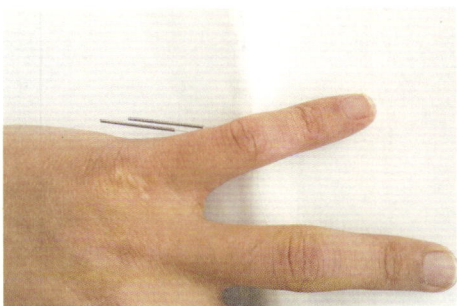

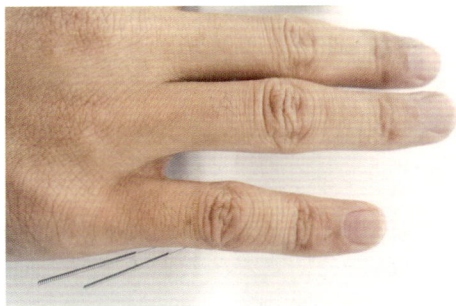

患者，女，45岁。

主诉：舌两侧发烫，烧灼感数月。

辨证：局部气机不畅，郁而化火。

施针：左右小指外侧类春风拂柳。

思路：手全息对应为舌取象。

疗效：留针时间30分钟，行针后，灼烧感消失，今日复查，右侧少许烧闷感，继续治疗。

（赵静编辑，2016年12月29日）

张昭一学习体会：

以双手应舌，以单手应舌，以手指应舌，以舌应身……全息取象，可大可小，可整体可局部，需要大家充分发掘和临床验证啊！

王孟朝学习体会：

本案例根据全息对应关系把患者双手小指对应于舌，施针类春风拂柳疏通，使数月顽疾迅速改善。正如余师所说，阴阳九针是根据中医理论结合全息理论和道家修行法门所创，患者舌两边属于肝胆区域，郁证居多，故施针类春风针法，印证了人身无处不全息的治疗思路。

王少伟学习体会：

余师曾说："全息无处不在，两手相合就是完整的全息。"

鸽子的全息相信已经深入每一个学习九针的伙伴心中，这里余师又用新的思路去思考整体，正像余师说的，无处不是全息，无处不是穴位，处处都是阴阳。

双手相合为舌，舌两边对应两侧小指，这里是不是也可以看成头两边，眼两边，嘴两边，腰两边，腿两边？对应上，相信都会有效果！阴阳九针是灵活的，是广阔的，阴阳九针不只是九种针法，更重要的是思路。

蓝传恩学习体会：

全息对应非常灵活，前提是病灶所在部及治疗点所在部都是相对独立的人体组成部分，比如这里的舌头和手掌。人体中，伸缩最灵活的莫过于舌体和手指了，这两个部位相全息对应，是很有道理的。余师这个案例的神奇功效，充分证明了这一点。右侧还有一点点症状，可能是该患者肝血不足的征象。

李根生学习体会：

这个案例我曾听老师分享过相关的，当时第一个感觉是九针原来还能这么扎，一下子感觉路好宽……

我曾经分享过一个案例，就是运用余师将我们整个手掌看作是舌头的全息对应方法，总之临床立竿见影。余师此案例中左手右手均代表我们的舌头，那么左手尺侧（小指侧）对应舌头左侧边，右手尺侧（小指侧）对应舌头右侧边。其实，左手桡侧（拇指侧）也可对应舌头右侧边，右手桡侧可对应舌头左侧边。

点 评

全息的选取原则是选一个相对独立的器官对应之。比如整个上肢、整个前臂、整只手、整只脚、整个面部、整只手指等都可代表我们的全身，都可代表我们的任何一个独立器官，如肝、胆、脾等。

我们应用九针思路还可以更灵活一点，但首先要学好九针基础，只有基础打牢，才会有源头活水！

2. 余师案（男，33岁，口腔溃疡案）

患者，男，33岁。

主诉：下唇内溃疡，痛不可按，时间不详。

辨证：局部气机不畅，郁而化火。

施针：大陵加强针。

疗效：留针 15 分钟，针后痛消。

（赵静编辑，2016年11月2日）

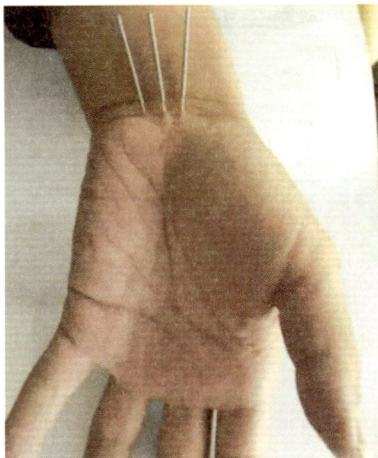

点评

唇内溃疡，疼痛难忍，余师以大陵加强针，针入痛止，效如桴鼓，何也？大陵针法，乃海上明月之变针，原为治下焦病而设，此处用之，如何理解？思路需灵活多变，人身无处不是穴位、无处不是太极、无处不是全息也。以面部为全息整体，则下颌对应下焦，以手掌为全息整体，则大陵亦对应下焦，故下颌唇内病症，以大陵治之，乃同气相求、同气相感、同气相应。抑或将手掌视为头部，手腕视为脖子，则此时大陵处正是对应下颌。

3. 余师案（女，22 岁，口腔溃疡伴便秘案）

患者，女，22 岁。

主诉：左侧唇及口腔内溃疡伴便秘 2 年。

脉象：双脉上越，脉滑。

辨证：火热上攻，腑气不通。

施针：对应点施针。

疗效：留针时间不详，施针后，棉签棒点击加强刺激，当时痛止。

（赵静编辑，2016年10月30日）

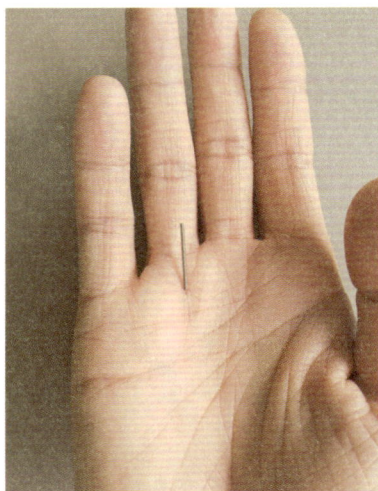

点评

口疮溃疡特效穴名不虚传也，余师已多次分享给大家，可反复验证。位置——无名指根下，若见此处有纵向纹，可顺着纹路进针或以棉签棒等物强刺激，同时嘱咐患者活动口腔，以引气至病所，常可立竿见影。为何此处是口疮特效穴？提示大家一下，可从道家握固之法及手掌八卦分区来思考。此外，从手诊经验看，无名指根下，若有纵向杂纹穿过感情线，多提示有眼部不适症状，如眼睛干涩、模糊等，治疗时亦可顺纹路进针，同时嘱其活动眼睛，效果也是很明显。更重要的是，提醒病人少熬夜、减少面对手机电脑的时间，以养阴明目。《内经》云："生病起于过用，以妄为常，务快其心，年过半百而衰也。"总之，此处杂纹进针，可一箭双雕乎！

4. 余师案（男，62岁，双侧耳胀满感案）

患者，男，62岁。

主诉：双侧耳胀满7天，左耳甚。

脉象：左脉上越，双尺不足。

辨证：阴亏阳亢。

施针：飞龙在天＋秋风扫叶。

疗效：留针时间不详，下针后拍左耳，拍后胀感消失，出针前右耳尚余胀感，快进慢出提插刺激后，右耳症状也消失。

（赵静编辑，2016年11月02日）

点评

老年男性，耳胀满，考虑阴亏于下、阴不涵阳，肝阳亢于上、气循经上扰所致。予秋风扫叶平肝阳、降逆气，此降其势也。气得以顺后，再加飞龙在天以使阴随阳升，如此升降循环、气机周流、病症自除。余师阴阳九针之核心——"阴阳"两字，值得我们细细体悟。用针者，不离阴阳也，阴阳者，天地之道也。秋风扫叶配合飞龙在天这一循环针，可将其视为治疗耳部疾患之特效针。

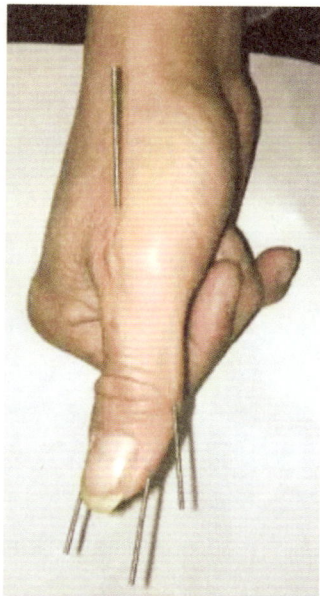

5. 余师案（男，50岁，药后身体乏力案）

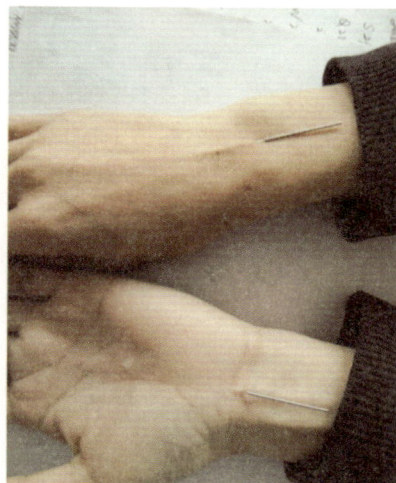

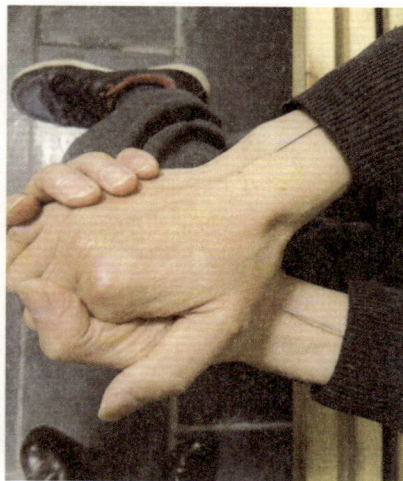

患者，男，50岁。

主诉：服中药后乏力、怕冷数日。

舌象：舌淡红，舌体胖，边有齿痕，苔白，舌下瘀。

脉象：双关郁，脉弦滑。

辨证：阳虚，寒瘀阻滞。

施针：大陵海上明月＋阳池处类飞龙在天。

疗效：施针后嘱其双手相握，劳宫相对形成一太极。留针约30分钟，身体舒畅许多。

（刘鹏飞编辑，2016年12月13日）

点评

之一：观其脉证，知犯何逆，随证治之，余师治病处方开药紧扣阴阳失和病机。此案例根据脉双关郁，弦滑，症见乏力，怕冷，苔白，舌体胖齿痕伴络瘀，可知患者为阳虚体寒内有血瘀之象，施针右手阳池类飞龙升发体内阳气，左手大明月清除下焦瘀阻之阴邪，同时让其双手相握，劳宫相对形成阴阳循环一太极，故见显效。

之二：人体气机运转，左升右降，阴升阳降为常态。左手大明月是为了激发左路阴随阳起，右手阳池类飞龙是为了激发右路阳随阴降，使人体太极运转，阴阳互生，加速气机运转；两手劳宫在掌全息为中，劳宫对握斡旋中焦，消除中焦瘀堵。

6. 余师案（男，37岁，双肩疼痛僵硬案）

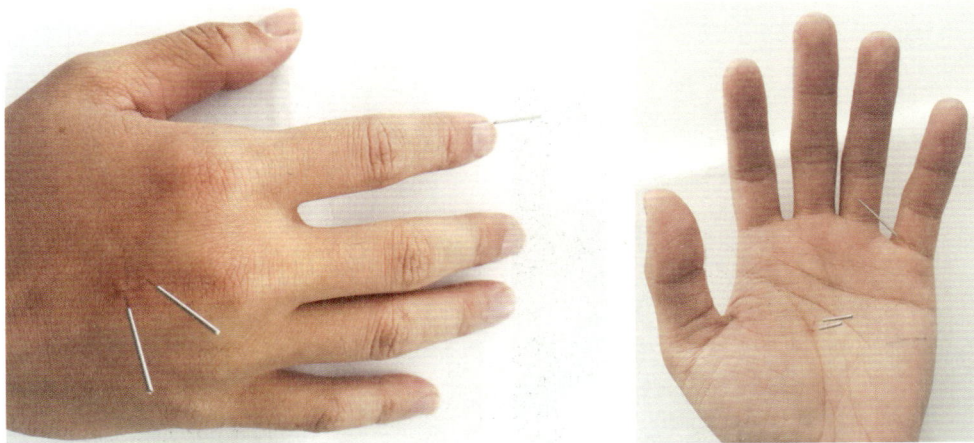

患者，男，37岁。

主诉：双肩疼痛伴僵硬2年。

病史：进食刺激性食物后大便溏稀；右手食指弯曲时有疼痛。

舌象：舌红，苔薄白。

脉象：右手脉上越，双关郁滞，尺脉偏弱。

辨证：中焦郁堵，金不生水。

施针：内外劳宫透加强针＋右手商阳穴＋左手小指掌指关节掌侧。

疗效：留针30分钟，针后诸症缓解。

（赵静编辑，2017年02月06日）

王孟朝学习体会：

通过本案例脉证，双肩疼痛僵硬、大便稀、舌质红、苔薄白、脉上越，可知患者中焦郁堵，肺气不降，伴有下焦偏虚，余师施针内外加强劳宫透疏通中焦之不畅，右手商阳宣通肺气，左手小指根部调理下焦肾之不足，使上下得以协调，中焦得以疏通，阴阳升降循环快速恢复正常，患者必然各种症状缓解。

张昭一学习体会：

本案着眼全身气机大局，平脉下针，轴（劳宫透斡旋中焦）轮（商阳井提壶揭盖，小指根节引上亢右路之气入肾）并用，拨轮运轴，以恢复一气运转为目标，气机理顺，诸症可消。

李根生学习体会：

余师很少盯着局部症状去考虑入针，本案针法是根据脉象推出的，立意揭壶盖、通中焦、滋肾水！患者双关郁滞，此处对应左右手内外劳宫透。患者右脉上越，肺气不降，对应商阳穴（右食指端）入针，打开天门、揭开盖子，如此肺气通过已畅通的中焦向下肃降。此例尚有左尺不足，对应左小指掌指关节掌侧一针，将下降之气引到左肾，取意金水相生！如此，中焦斡旋有力，左升右降，气机循环畅通，诸症消！

王少伟学习体会：

患者脉象双关郁滞，内外劳宫透专对此脉，疏通中焦，中焦一通，上下气血才可以顺利运行。右手食指商阳穴可以看成打通上焦，小指根可以看成打通下焦，整套针法通了上中下三焦，又针对患者其他不适如食指痛、肩部不适进行了局部的疏通处理，人体气血流通顺畅，诸症缓解。余师用针精炼，若非懂脉象，我想有可能就直接扎止痛三针或者鼎三针，再结合其他针法解决这样的问题了，针多了效果有可能还没有这么好，学习九针任重道远，继续努力！

蓝传恩学习体会：

从症状和脉象综合看，中焦瘀堵是关键矛盾，肩膀问题乃继发症状。劳宫透组合是中焦瘀堵克星，在此兼有疏通中焦和运转一身气机之功。商阳针和小指根部针，为局部针，一针扎食指上的肩膀，兼通肠腑，一针扎手掌上的肩膀，兼通下焦，一针阴面一针阳面又同时形成了阴阳的相配相成。一组针对标之标肩膀局部，一组针对标之本中焦瘀堵，两组又都同时流转阴阳周天调根治本，环环紧扣，大小层叠，感觉是阴阳九针案例史上，最精妙的一例。

7. 余师案（男，46岁，右胁下疼痛伴泛酸案）

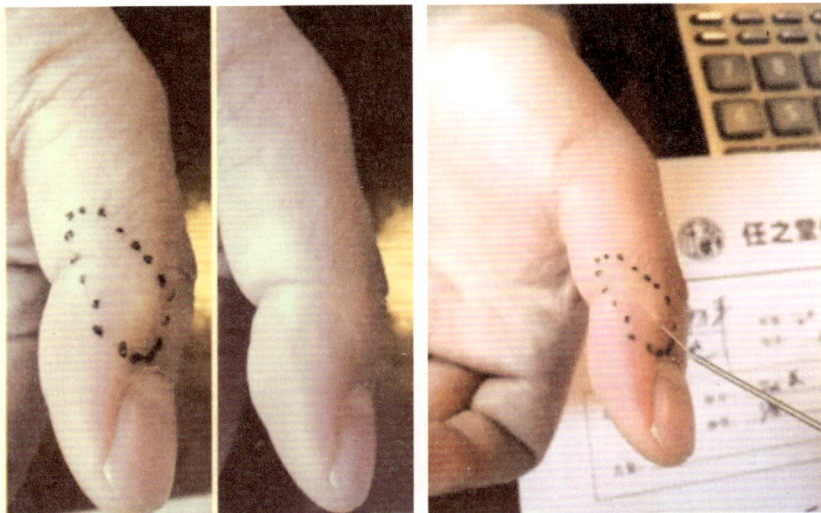

患者，男，46岁。

主诉：右胁下疼痛2年伴泛酸。

脉象：双关郁，脉滑。

辨证：中焦郁堵。

思路：疤痕与右胁下位置对应，予针疏通之。

施针：顺拇指疤痕处一针。

疗效：留针5分钟，症状明显缓解。

（刘鹏飞编辑，2017年02月12日）

张昭一学习体会：

手指全息对应整个人体，如果手指上有疤痕，阻断了手指上的气血流通，时间久了也会影响身体对应位置的气血流通。越久的疤痕，对人体的影响越大。

九针的一个重要作用就是建立通道；九针调气，主要靠的也是通道。用针直接穿透松解手上疤痕，也就疏通了身体对应位置的气血郁堵，真是一个治病便捷法门。不过，不是见疤都扎，而是要和患者的症状、病位、病因结合选取对应的疤痕处理。

钟文梅学习体会：

　　有关瘢痕的病机文献记载不多，瘢痕的发展是毒邪由表及里，由轻转重的过程，采取适当措施即可早期控制症状发展，截断毒邪的深入，使其向正复而邪消的途径转化，"消患于未然"是治疗之目的。以活血化瘀、软坚散结、疏通气血、排出邪浊、修正肌肤为治疗原则。

　　利用毫针围刺这种较强穿透力的刺激可以使细胞形态发生明显的改变，停滞在细胞分裂周期，抑制瘢痕成纤维细胞分泌细胞外基质。

　　常规消毒后根据疤痕面积选取适当长度毫针，以小于15°夹角快速进针，将针身几近平卧状沿疤痕边缘向疤痕中心围刺（即用毫针将疤痕包围）。根据瘢痕情况施针，可以每日针一次或隔天或隔三天一次。结合艾条局部温和灸促进小血管收缩，改善局部血液循环，又有止痒止痛的作用，从而达到软化、减小、促进瘢痕消退的目的。

李根生学习体会：

　　此例右胁下痛，双关郁。常规思路可能会选用内外劳宫透加减，若左寸不及则春风拂柳，左寸上亢则秋风扫叶，或左春风右秋风，或单右秋风！

　　我谈谈对瘢痕、异常纹路的认识与理解。"瞪眼照邪气，无处可藏身"，凡所有异常之黑点、黑斑，异常之条纹、瘢痕，异常之结节、硬块等，皆是我们需要密切关注的地方，利用全息思维，此处对应之内里必有问题，发现了，证对了，针之常有奇效！

　　《灵枢·外揣》中说："远者司外揣内，近者司内揣外，是谓阴阳之极，天地之盖，请藏之灵兰之室，弗敢使泄也"，盖有诸内者，必形诸外。这句话是就疾病的诊断而言的，意思是说，疾病有什么样的内在变化（本质），就必定会有与这种内在变化（本质）相对应的外在表现（症或证候），反过来，通过观察和分析疾病外在表现（症或证候），人们也就可以推测疾病的内在变化（本质）。

　　我们往往因为瘢痕是外伤等后天因素形成的，而忽视它对相应脏腑经络的潜移默化的影响，置之不理，安之若素！

　　余师见微知著，大胆起手，针入奇效！

王少伟学习体会：

余师常说取象，此例患者余师直接选取异常疤痕纹平刺疏通，患者不适症状大解。

手上异常的纹路、瘢痕，身上的瘢痕，都会阻碍经络运行的气机，身体对应部位会出现不适。如腹部手术后瘢痕上下部位就容易产生赘肉，很多时候就是经络瘀堵，代谢不畅，我曾施针一例针刺疤痕，贯穿上下，让上下经气连接，发现腹部脂肪也会减少，大家可以尝试使用。

下针前仔细观察，很多患者手上对应区都会有特别点，直接针刺这些特别点就可以很好解决问题，期待大家的发现！

蓝传恩学习体会：

疤痕，外伤造成的阻碍物；条索结节，"内伤"引起的阻碍物。这些异常点阻碍局部气血流通，如出现在全息点或全息点附近，更能说明问题，更有调治效果。

王孟朝学习体会：

阴阳九针歌诀：男取左，女取右，左右均可代全身，首指为躯干，四肢旁指寻！凡遇男性患者右胁疼痛，一般按照余师阴阳九针入门教程施针春风拂柳及辨证配伍天人合一即可获得明显效果。余师针对本例右胁下疼痛二年患者，在拇指对应部位出现的疤痕处直接轻松施针治疗，使患者症状得以迅速缓解，足见余师阴阳九针用法之灵活多变！

8. 学员案（男，40岁，肚脐右侧发木触有条索结节案）

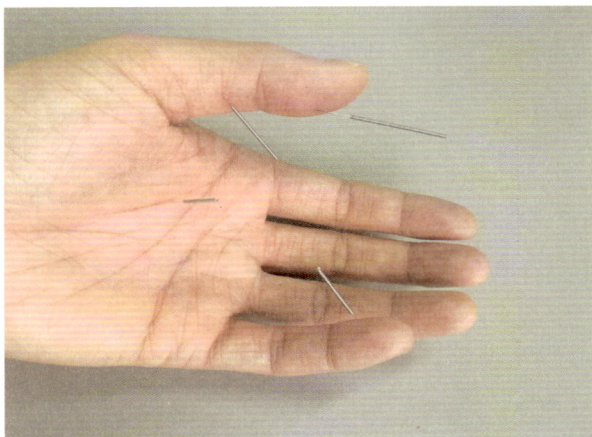

患者，男，40岁。

主诉：肚脐右侧有直径约 5 厘米大小区域麻木，时间不详。

病史：5 年前踩翻井盖，磕伤腹部形成外伤，留此后遗症。现可触及条索状结节。

辨证：局部气血郁滞。

施针：通天彻地＋脐轮＋拇指腹及掌心的瘀滞处对应点。

思路：调理气机，疏通瘀滞。

疗效：留针 30 分钟，木感消失，恢复如常，未做局部施针解结节。

（北京群，李运超。王韬编辑，2017年01月04日）

点评

之一：此案例腹部脐周外伤造成局部经络受损，瘀滞不通，腹部前路问题用通天彻地，用脐轮宣通局部气机，再在局部全息对应区施针，虽然时间长达 5 年，但却一击而中，霍然而愈。

之二：本案例施针通天彻地，脐轮联合掌中全息对应点，迅速使气机通畅，瘀滞解除而木感顿消，可谓思路清晰。

9. 学员案（男，53 岁，头部两侧连颈不适案）

患者，女，53 岁。

主诉：头部两侧连颈不适，伴口苦、失眠、胃脘不适月余。

舌象：苔白厚，舌下络瘀。

脉象：右关郁，脉弦。

辨证：胆胃不和。

施针：秋风扫叶＋飞龙在天＋针通人和＋鱼际贴骨。

思路：秋风、飞龙增强体内气机循环，鱼际贴骨针疏通全身关节，针通人和疏通胃脘。

疗效：留针 40 分钟，患者头两侧不适感消失，胃脘舒畅。

（山东群，王孟朝。门淑珍编辑，2016年12月10日）

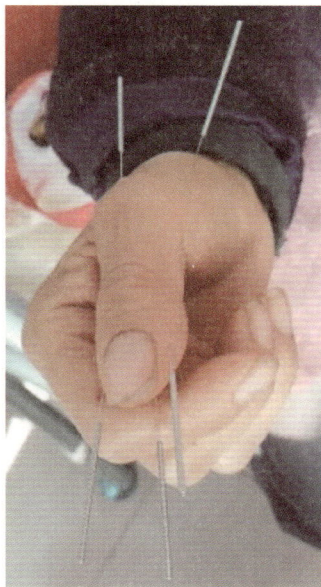

点评

头两侧痛、口苦、失眠、胃不适，脉弦而右关郁，舌苔白厚，结合舌脉症，考虑胆胃不和、胆胃之气不顺。故以秋风扫叶平肝利胆降逆气，以针通人和通降阳明胃腑，此二针针对病机核心。又疼痛者，以鱼际松节止痛；后项不适者，以飞龙在天疏通后背督脉，此二针为随症加减之法。本案既能抓住气机异常之核心，又随症加减灵活变化，这体现的是中医之辨证论治思维。经云：观其脉证，知犯其逆，随证治之。此案是也，值得阴阳九针提高者学习借鉴。

10. 学员案（女，38岁，头晕心慌案）

患者，女，38岁。

主诉：头晕心慌半年余。

舌象：苔白。

脉象：寸弱。

辨证：清阳不升，浊阴上犯。

施针：大叉通天彻地＋叉1、2、3＋飞龙在天＋阳池。

思路：大叉通天彻地和叉1、2、3排出体内湿气，飞龙在天升阳，配阳池增强体内气机循环。

疗效：留针1小时，诸症皆消。

（山东群，王孟朝。门淑珍编辑，2016年12月10日）

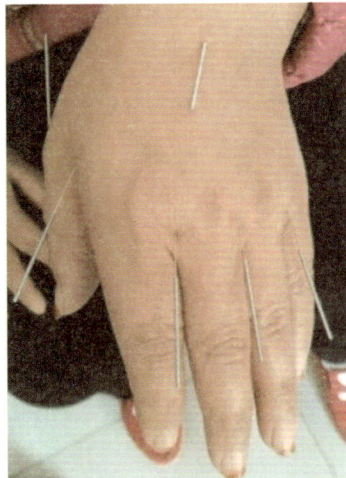

点评

头晕心慌，为上焦问题，病人寸弱，可能为清阳不升，阳不足则阴相对多，上焦如羽，非轻不举，如今阳气升发不足，无力驱散阴邪，或无法宣畅上焦，故而头晕心慌。医者飞龙升阳，补阳不足，大通天与叉1、2、3，将阴邪导入阳池，阳池一针助阳气化阴邪，如此下焦阳气蒸腾气化，随飞龙上升，源源不断，一气周流。思路新颖独特，值得借鉴学习！

11. 学员案（男，23岁，舌边尖痛、咽干案）

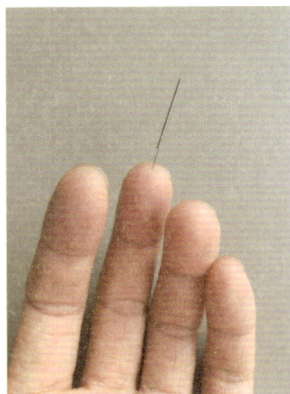

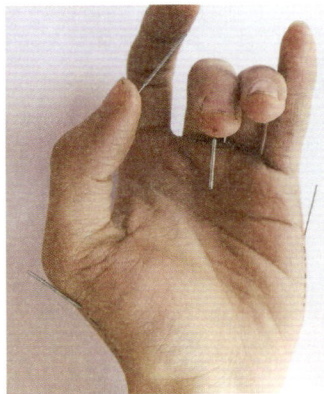

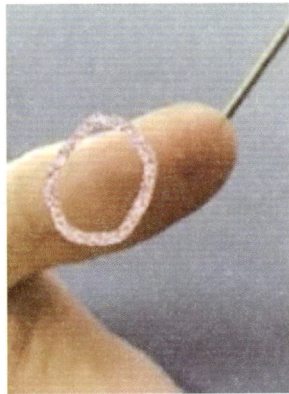

患者，男，23岁。

主诉：舌边尖痛，咽干半天。

病史：查体：双侧扁桃体充血Ⅱ度肿大；患者曾有慢性扁桃体炎史。

舌象：舌尖红。

辨证：火热上攻。

施针：中指指尖＋第一、五掌骨侧面＋拇指指端。

思路：取象全手掌为舌，中指指尖为舌尖，一五掌骨侧为舌边，于拇指对应区可见红斑。

疗效：留针时间不详，针入痛消，咽舌清凉，充血减轻。

（北京群，李根生。李根生编辑，2016年11月14日）

点评

诊断明确是一方面，最值得注意的在于取象找异常部位：舌头为一个独立部位，手掌也是一个独立部位，把手掌看作舌头，很新颖的一个思维上的突破！让我想起了余师把手臂当作输卵管！这两个全息取象，对我们有三个启示：第一，全息取象有规律，同时又是灵活的！第二，舌头在内，输卵管在内，内病可以外治！第三，人体在手掌上怎么全息对应，在舌头上就怎么全息对应！这点对学舌诊的针友，是个方便法门！熟悉舌诊者转学手掌诊治，也是方便法门！

12. 学员案（女，40岁，双下肢冰凉、小腹冷、手心出汗案）

患者，女，40岁。

主诉：双下肢冰凉伴小腹冷，手心出汗，时间不详。

脉象：双脉上越，尺部无力。

辨证：上热下寒。

施针：小鱼际黑点加强针＋大陵黑点针。

疗效：留针时间不详，患者自觉小腹与双下肢有一股热流涌下，全身冰凉感顿消。

（江苏群，王继东。朱惠英编辑，2016年11月09日）

点评

下肢凉、小腹冷、脉势上越，典型的上热下寒、上实下虚之象。将手掌横着看，大拇指朝上，此时小鱼际取象为下焦，在此段寻异常点下针，通下焦、引阳入阴，以调和上下；大陵处异常点下针意义类似。此釜底抽

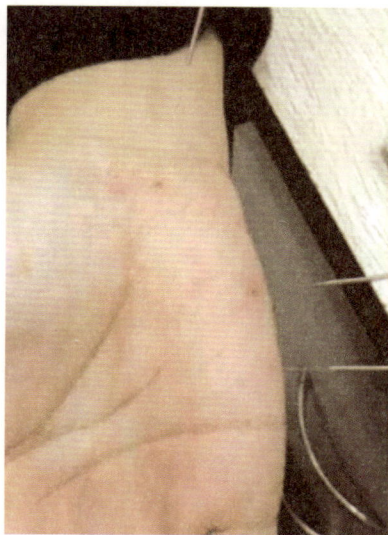

薪之法也！此案，也可考虑直接用通天彻地针法，以打通三焦、联通上下、促进气血对流，使得寒热虚实交通，最终复归于平衡也。

13. 学员案（男，37 岁，鱼骨卡喉咽痛案）

患者，男，37 岁。

主诉：鱼骨卡喉，吞咽疼痛两日。

辨证：局部气机不畅。

施针：喉轮＋天人合一。

思路：卡住也是不通，需打通对应点，下针后让其小口吞咽水半杯，以引针气。

疗效：留针 5 分钟，下针后 5 分钟愈。

（广东群，吴旭金。黄蕴乐编辑，2016年12月15日）

点 评

喉轮、天人合一去骨刺卡喉，非常好的尝试，可谓通喉下气针。

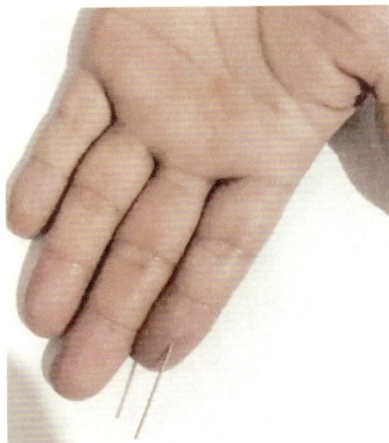

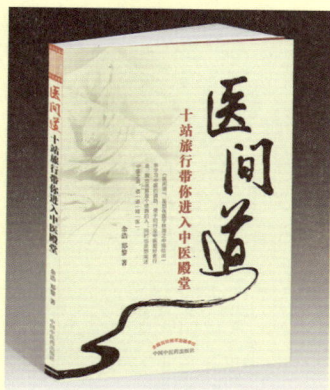

医间道
——十站旅行带你进入中医殿堂

内容简介

本书为学习中医的入门助学读物，适合有一定基础的初学者和中医爱好者使用。作者将学习中医的过程分解为十站旅行，按照中医基础、中药、药方、病机、治法、医理、临床、医案的顺序介绍了中医药知识。

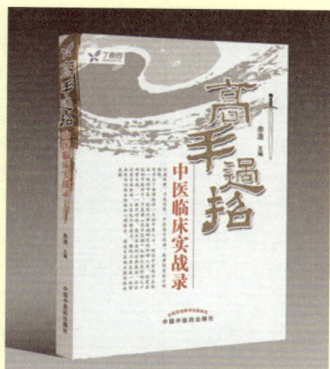

高手过招
——中医临床实战录

内容简介

本书由丁香园中医讨论版"高手过招"系列专帖整理而成，实录了多位活跃在临床一线的基层中医师对部分常见病的认识和治疗心得，以及针对这些常见病进行讨论和争鸣的过程。

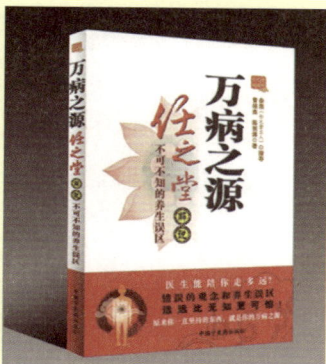

万病之源
——任之堂解说不可不知的养生误区

内容简介

本书细数了当代中国大众中普遍存在的错误健康观念和养生保健误区，指出这些观念和误区才是导致现代人疾病丛生的万病之源。作者记录了在任之堂跟师行医过程中的所见所闻，讲述了人们因为错误的健康观念而生病、为疾病所苦的真实故事。

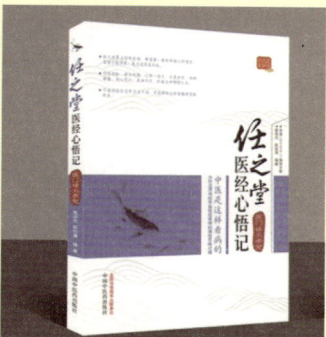

任之堂医经心悟记
——医门话头参究

内容简介

本书围绕选自医经典籍中的名言名句即所谓医门话头，通过任之堂师徒参究、琢磨这些被临证者奉为圭臬的经典医理知识的过程，说明学习中医就要不断体悟领会医经典籍中的理论知识，将经典内化为自己的认识，只有这样才能在临证时应用得心应手，从而解决临床变化多端的疾病和问题。

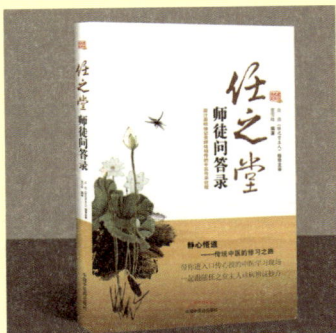

任之堂师徒问答录

内容简介

　　本书是在任之堂学习中医的弟子的跟师心悟，记录了任之堂师徒的临床实践与思辨，以期读者能够分享任之堂师徒在中医临床实践中新的思考、收获和认识。

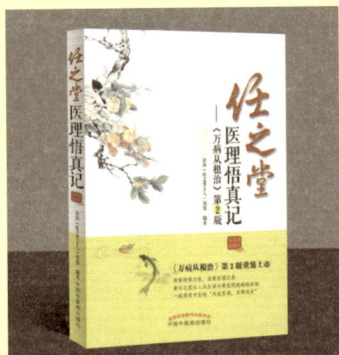

任之堂医理悟真记
《万病从根治》第2版

内容简介

　　作者细心观察生活中发生的件件小事，从中感悟出诊断治病和养生的方法，仿佛打开了一扇大门，让我们窥见了人与天道相应的奥秘。作者通过体悟与思辨，把看似再简单不过的常理运用到医学中来，不断提高自身的悟性，站在道的角度来认识疾病，研究疾病，寻求解决方案，感受中医的"大道至简"，提升自己的医疗水平。

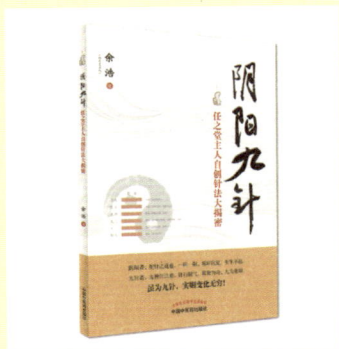

阴阳九针
——任之堂主人自创针法大揭密

内容简介

　　本书主要介绍了任之堂主人余浩自创的针法——阴阳九针。该针法是将全息理论、中医理论、道家修行法门结合起来，借用人体的大拇指来疏通人体的冲脉、督脉、任脉，运用奇经八脉中的先天之气，来治疗人体诸多疾病。扎针部位多在大拇指，不伤及脏腑，非常安全。

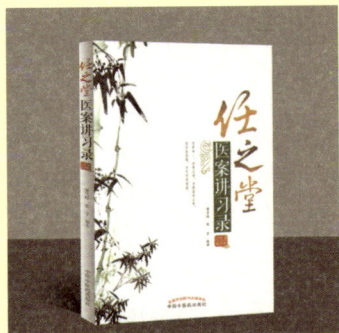

任之堂医案讲习录

内容简介

　　本书是对任之堂主人余浩日常诊治的部分病案的整理。全书分为七讲，主要对腰腿痛、失眠、皮肤痒疹、怕冷、脾胃疾病、眼睛干痛等的诊治进行了详细的剖析和总结。